JN104919

あきらめないで!

治りにくい慢性の症状・病気

食物などあらゆる物質がもつ
「有益作用」と自然治癒力で治す

河野 泉

子どもの未来社

はじめに

　私は物心ついたときから湿疹がひどく、小学校高学年まで肘の内側や手の甲はいつもガサガサ、ゴワゴワ、灰色の汚い状態で、典型的なアトピー性皮膚炎でした。そしてその当時から風邪をひきやすく頻繁にお医者さんに行っていました。また、同じ頃まで寝小便が続いていて、多いときは一晩に3回も漏らしたことを記憶しています。特に発達の遅れはなく、成績が悪いこともありませんでした。

　小学1年の頃、まれにでしたが、お土産のケーキを食べるとその後吐いていました。2年のときに転校しましたが、その頃から徐々に喧嘩をすることが多くなり、4年生のときに児童数が増えて同じ町に学校が新設され、そこに移りましたが、その頃からは学校に行くと毎日のように喧嘩をしていました。

　それは中学に進んでからも大きくは変わらず、体の大きい同級生も多くいて、もう喧嘩をやめなければと思った記憶はあるのですが、60歳を過ぎたときに同学年で同じ中学を過ごした親友の一人から、当時も相変わらず喧嘩を続けていたと知らされました。いくら注意をされても止まらなかったそうです。

その他の体調の面では、小学校ではしばしば脳貧血を起こし、遠足のたびに帰りの車中では車酔いがひどく、吐きながら床に横になっての帰途となるのが常でした。突然、膝関節に激痛が出て動けなくなることもありました。

中学生になってからは右下腹部に痛みが繰り返し起こりました。歩行の振動で痛むことがしばしばあり、慢性虫垂炎と診断され、痛みを繰り返すよりもと手術を受けましたが、その後切除した虫垂は全く正常だったことが確認できました。

高校時代は30分の電車通学でしたが、途中で吐き気を催し、下車を繰り返して遅刻することがときどきありました。映画館で立ち見をしていると脳貧血を起こすのがいつものことでした。肩こりや頭痛が始まったのはこの頃だったかもしれませんが、それは大学に入って20歳を過ぎても続いていました。同時に膝の関節痛を繰り返し、大学の整形外科を受診すると、小児に見られる成長痛のようなものと言われた記憶があります。

また大学時代は周期的にうつ状態になって学生運動からの脱落を繰り返していました。ただ勉強は続けられていました。そして考えてみると子どものときから一貫してつまらない失敗をすることが多く、例えば試験の答えを正しく出しているのに、回答欄には間違って記入するようなことがしばしばあったのです。しかし、小学校4年生から野球、中学から高校ではテニス、大学では1年間でしたが再び野球をしていたように、普段は元気に過ごしていました。

もちろんこのようないろいろな症状を繰り返す原因について担当医師から告げられたことはなく、兄と弟、末っ子の妹にはこんな症状を示す者はいませんでした。私はこのような経験と既往歴があり問題意識を持って医師になったのですが、医師が務まるか若干の不安を感じていました。

そして大学を卒業後インターンの1年と3年間の小児科の研修では、患者さんの病気の原因が不明のままに治療をしなければならないことがほとんどで、指導医に相談し、教科書や論文を参考にしながら治療をしました。それでも確信は持てず不安を感じながらの研修でした。すでにその後は千葉県市川市にある無床の診療所で働くことにしていましたが、臨床医を続けるにしてもその診療の中で、少しでも病気の原因に近づける医学を将来の専門にしていきたいと考えていました。そして当時の知識では免疫に関係する臨床がそれだろうと考え、「アレルギー」を選ぶことにして、紹介されて当時の国立小児病院（現在の国立研究開発法人国立成育医療研究センター）のアレルギー科で、1年間、週2日でしたがアレルギーの研修を受けることにしたのでした。

研修は喘息《ぜんそく》の診断、治療、入院患者の管理、重症患者の治療などで、1日150人から200人の患児の皮膚テストと、減感作療法の手伝いは毎回のことでした。空き時間には、図書室ではじめて見るアメリカのアレルギー専門雑誌"Annals of Allergy"と"Journal of Allergy and Clinical Immunology"二誌の１９４０年代からのものを片っ端から読みました。

小児病院では対象は主に気管支喘息でしたから、当時の常識では食物アレルギーは無関係とされていました。しかし、まもなく前者の雑誌で多くの《食物アレルギー》の論文に出会いました。その論文はすべて、アメリカのアレルギー学会では主流からは外された少数派の医師たちのものでした。

原因不明で治療方法もなく、ドクターショッピングをしても有効な治療方法に出会えず、日常生活も困難な状態になってやっとたどり着いた患者さんたちについて、そのすべての原因が日常的に食べている食物であることを明らかにしていて、原因食物の除去（「除去食療法」）で改善したという診療結果の報告でした。そこにはあらゆる症状と病気が含まれていると感じました。たぶん当時から、受診する原因不明の患者さんのすべてで、その病気の原因を確定して、原因療法を行っていた唯一の臨床医学者たちの集団だったと思います。そのすべての医師はアルバート・H・ロー（Albert H.Rowe）とその同僚の後継者たちだと考えられました。

ローは近代医学において独特の《食物アレルギー》の臨床を確立したパイオニアで、何よりも原因不明の病気の原因を解明して患者さんの病気の治癒だけを目指した医師の一人だと思います。そのローの《食物アレルギー》の臨床医学を一緒に実践しながら受け継ぎ、病気の原因を産業革命以降に地球上に登場していた環境物質である「化学物質」に求めることになったセロン・G・ランドルフ（Theron G.Randolph）が加わり、この医学の視野を広げて「臨床環境医学」へと展望を開いたのでした。この二人のパイオニアがその後継者とともに新しい臨床医学を創り出している姿に、その論文と著書を通してですが、辛うじて同時代に生きた医師として出会うことができたのでした。

　新米医師として原因に全く見当がつかない症状を訴える患者さんについて、ローの論文で学んだとおりに診療すると、必ず原因として食物が見つかり、その「除去食療法」が有効なことを体験できました。

　その患者の一人目は、実は自分自身でした。小児期のアトピー性皮膚炎の後しばしば出現する湿疹、成長痛と診断されてからときどき現れている膝の関節痛、繰り返す風邪症状、腹痛、頭痛、肩こり、自律神経失調症、電車・車酔い、不安定な精神状態（癇癪《かんしゃく》など制御し難い興奮状態、うつ状態など）、その他の症状の多くが改善、消失したのです。自分以外の患者さんでも同様でした。こうして将来の専門として、当時も現在もすべての患者さんの原因を解明して、原因療法をしていた《食物アレルギー》の医学を選択すると決めて研修を修了しました。

　こうして、直接の指導医ではなく論文を通じて知った二人の恩師とその後継者の教えに従ってきた47年間、研修医などの時期と合わせて51年に及ぶ現役の臨床医としての終了を2019年に迎えました。その最後の1年に入ったところで、〝《食物アレルギー》と「臨床環境医学」〟の患者さんの全員で、食物その他すべての物質が原因になることを繰り返しているのではないかと気づき、その原因を追究する中、唯物弁証法の基本命題を思い出し、次のように考えたのです。すべての物質はその存在のどこかの時点で、その物質が本来的に持つ《有益作用》と《有害作用》の中の、後者の作用が優位になる状態（《相》）に入ったときに病気になり、自然に前者の作用が優位な状態（《相》）に移行していくと改善に向かうことになるのではないか。そして、環境物質のすべてが持っている二つの作用の中の《有害作用》が優位になった場合でも、その《有害作用》を抑制して悪さを予防すれば《食物アレルギー》・「臨床環境医学」の患者さんも、病気になることはなくなり、その治療が完結することになるのではないか。

この新しい考えに従って、この治療の原理を実現する《転写治療水》を創ることができたと確信しました。これが間違いでなければ、二人のパイオニアであるローとランドルフの偉大な業績に、患者さんの役に立つものをわずかでも積み上げることになると興奮しました。

退職までの1年足らずの間に100名以上の患者さんでその有効性を確認できました。それは理論的に想定したとおりといえるものでしたが、原理的にはそれまで数年間、用いた治療方法と同じで、安全性は確認済みと考えられ、以前より効果が向上し安定したものでした。こうして自分が退職後にも患者さんの将来に責任を果たせて、自分自身の将来の不安も払拭できることになったのでした。

現在私自身が自分の治療のために、《転写治療水》を使用していますが、以前は1日だけで効力が低下するのが感じられるほど有効時間が短いものでした。しかし、その解決方法も考え出すことができ、本書の執筆の3年余りの間にその他の改良も進みました。

本文で作り方を見ていただけば、商品化が難しいことは明らかだとわかりますから、患者さん自身で作り、低下する効力を回復させながら、いうなれば自家療法薬のように使っていただくのがよいと思っています。

あまりにも他愛ないものに見えるので、すぐには効果を信じていただけないかもしれませんが、特にこれまで、原因もわからず、有効な治療法に出会えないでいる方、すべてをあきらめてしまった方に役立てていただくことを願っています。そういう方には生活の苦労も多いと考えて、経済的にも負担にならない治療方法を目指してきましたが、そのとおりのものを実現できたと満足しています。最低でも1週間は試してくださることをお勧めします。あきらめないで原因治療にこだわってきた努力を信じてください。同時に、使っていただく方には、《転写治療水》のより有効・有益な使い方の工夫をお願いいたします。

なお、校正中に『ライフスパン LIFE SPAN 老いなき世界』（デビッド・A・シンクレア／マシュー・D・ラプラント著、梶山あゆみ訳、東洋経済新聞社2020年）を読む機会があり、1970年代に入っていわゆる「がん遺伝子」が発見されて、がん研究の枠組み全体を変えて、原因を狙った治療法の開発に向かったということを知りました。だとするなら《転写治療水》はがんの予防、治療にも有効である可能性があると考えました。なぜなら遺伝子は必ず環境物質、特に食物との「複合作用」で発病の原因になるからです。「はじめに」の最後にこのことを追加することにいたします。

もくじ

3章 《食物アレルギー》の診断が難しいのはなぜか 52

1章　原因不明の慢性の病気・症状

1　慢性病の原因究明の始まりになった《食物アレルギー》

原因がわからず治療が難しい病気は、多くが発病時の治療では短期間には改善、治癒せず、治癒したと思われても再発、再燃を繰り返し、長期の対症療法を続けることになるか、あるいは途中で治療をあきらめて、放置することになっていると思います。どちらにしても「慢性病」と呼ばれることになります。そのような病人を生み出してしまう医療の現実がある中で、せめて患者さんの一部だけでもその原因を解明できる医師になりたくて、「アレルギー」の研修を受けることに決め、当時の国立小児病院で研修を受けました。

「はじめに」で述べたように、研修時、研修が空いていることが多かった午後は自由な時間で、ほとんどを図書室でアメリカのアレルギー専門雑誌を読むことに充てていました。そしてまもなく遭遇したのがアルバート・H・ロー（Albert H.Rowe）の"Allergic Fatigue and Toxemia"（「アレルギー性疲労と毒血症」"Ann Allergy",17:9,1959）の論文でした。多くの医療機関を受診しても原因不明で、治療を受けても一向に改善しなかった患者さんが、ローの《食物アレルギー》の診療に出会うことによって、驚いたことにその原因が必ずいくつかの食物であると診断され、そ（れら）の食物を食事から除く「除去食療法」（「食物除去療法」）を受け、全員が治癒しているという症例報告でした。病気の原因を究明して、間違いのない治療ができるようになりたいと考えていましたから、このローの《食物アレルギー》の医学こそ期待していたものだと直感したのです。

この論文のことは前著（『原因不明の疾患とアレルギーの新療法』）に詳しく紹介しましたが、そこに報告されている事例は、ことさらに年齢に触れてはいませんでしたが、ほとんどが成人の患者さんについてのものでした。「食物アレルギー」は小児特有で、成人にはごくまれという日本での常識、学説の見方とは大きく異なっていました。その論文から受けた衝撃で、その後進むべき方向をほぼ決めることになりました。そして図書室にあった１９４０年代から当時までのアメリカのアレルギー専門雑誌"Annals of Allergy"と"Journal of Allergy and Clinical Immunology"の二誌を、特に《食物アレルギー》に関する論文はくまなく読み、知識を深めることになったのです。

その後も多数の論文を読み、《食物アレルギー》の専門家は、がんや感染症の患者さん以外では、原因不明の場合すべてで必ずその病気の原因が食物であることを解明して、その原因を除去するという「原因療法」（「除去食療法」）で例外なしに治癒させていることを知ることになりました。一般に病気の原因としては遺伝因子と環境因子が二大原因として挙げられていますが、環境因子の、それも食物ばかりが原因として確認されていたのです。このときには驚いただけで、その理由については全く見当がつかず不思議なだけでした。いずれにしてもすべての受診者に必ず原因を確実に診断して、「原因療法」で治療していた医療機関も医師も他になかったと思います。その状況は現在もほとんど変わっていません。

しかも、《食物アレルギー》の対象にされている症状や病気は、主流の「アレルギー」専門家が取り上げているいわゆる「アレルギー性疾患」をすべて含み、さらにその範囲を大きく超えるほぼあらゆる症状、病気が含まれていたのです。普通のアレルギー科でいわゆる「アレルギー疾患」とされているものは、アルバート・H・ローとセロン・G・ランドルフ（Theron G.Randolph）、その同僚や後継者たちが治療している《食物アレルギー》とされる症状や病気のごく一部だったのです。将来自分が目指す臨床医学はこの《食物アレルギー》だと、研修が終了する前に決めたことは正解でした。

しかし、日本ではこの対象患者が広範な《食物アレルギー》は、まだほとんど知られていなかったのです。また主流である「アレルギー」科では、「食物アレルギー」自体が目立たない存在で、「アレルギー」の一分野ともなっていない状況でした。あとで知ったことですが、この《アレルギー》はアメリカでも「アレルギー」分野の中でやはり非主流の少数派でした。それでも《食物アレルギー》の論文はこの当時には比較的多く見られていました。ただし二つの雑誌の中では"Annals of Allergy"が多くの論文を取り上げていて、"Journal of Allergy and Clinical Immunology"はまれに取り上げているだけでした。私には病気の原因解明の点でも有効な治療方法の点でも、主流の「アレルギー」その他では目にできない臨床医学だと感じられました。しかし、10年もするとこの"Annals of Allergy"でも取り上げることが少なくなっていきました。よって《食物アレルギー》が「アレルギー」の中では非主流の少数派でしかなく、その後もその存在は主流からは無視され、新たに取り組む医師も少なく、したがって一般の人にはほとんど知られないままになったのだと考えます。しかし患者さんにとっては歓迎すべきこの優れた内容の医学が、そのような状況に置かれていることが不思議でした。その後知ったのですが、日本ではすでにローとランドルフのもとに留学して、この医学を取り入れて小児科教室挙げて研究と臨床に取り組んでいた大学があったのです。あとでまた触れることになりますが、それは群馬大学小児科教授の松村龍雄先生とその一門でした。しかし、小児科でもやはり軽視され続けることになったのでした。

歴史的に見れば、食物に対する異常な反応は、主流派が取り上げてきた花粉、ハウスダスト、カビなどの吸入物に対する異常反応よりずっと早くから気づかれていたはずです。そのことは、「食物も人によっては毒になる」というローマの詩人で哲学者でもあったルクレチウス(Lucretius,BC96?~BC55)が残したとされる言葉が「食物アレルギー」のこととされてきたことでもわかります。しかし、正確には少数派の《食物アレルギー》のことだったというべきでしょう。食後に腹痛、嘔吐《おうと》、じんましん、喘息《ぜんそく》などを同一人物が繰り返し起こすことがあれば、その因果関係に気づくことは容易だったと思います。しかし、見えない花粉やハウスダストが病気の原因として疑われるには、気管支喘息などの病気が目立ちはじめて、吸入物に目が向けられるようになってからと考えるのが自然だと思います。病気の原因として認められた最も古いものの一つが食物であって、それが《食物アレルギー》だったと考えても間違いではないと考えます。

20世紀に入り、近代医学の中で《食物アレルギー》の医学研究がローを筆頭として本格的に始まり、歴史的な状況も明らかにされます。ローによれば、近代での最初の報告は1912年のシュロス(O.M.Schloss)の論文とされているようです。それ以前に残されている記録も少なからずありますが、科学的な評価に耐えうると判断されなかったのだと思います。それ以降は、ローとその同僚、後継者たち自身の経験による症例が蓄積され、《食物アレルギー》がどのような症状や病気の原因になるのかが明らかにされ、その全体像がわかってきたのだと考えます。

その症状の全体像として、日本では松村氏自身の経験をローの報告に加えた一覧表が、アメリカではランドルフの「化学物質過敏症」と《食物アレルギー》の症状をまとめた報告とその後継の医師たちがまとめた報告がいくつもあり、それらを整理しまとめたものを【資料1】(36ページ～参照)の「表1」、「表2」として示しました。これらを見ると、身体的な異常ばかりでなく精神的な異常も、食物や化学物質などの環境物質に原因があることがすでに確認されていたことになります。「表3」では参考として、日本の主流である「アレルギー」の専門家がまとめた、一般に「食物アレルギー」で引き起こされるとされる症状を紹介します。比較すると、その違いがわかると思います。ただし日本では「食物アレルギー」はほとんどが小児という常識があります。私は小児科の研修後、街中の診療所勤務でしたから、主に小児と成人両方の内科系の病気を診てきました。その経験からいえるのは、ロー、ランドルフたちのいう病状が真実だということです。

私が医師になる前からすでに、アメリカを中心に《食物アレルギー》の論文が多数あって、多くの医師が目にしていたはずなのに、日本の「アレルギー」の専門家、特に内科には関心を持つ医師がいなかったのが不思議でなりません。本格的に取り上げた大学も群馬大学小児科以外はごくわずかで、他の大学や国立病院の小児科で力を入れていた医師がいましたが、徐々に減っていき、現在は《食物アレルギー》に対してはほとんどが否定的になっています。

1976年に定年退職された松村名誉教授のご指導もあって、その後設立された「食物アレルギー懇話会」には最大で70名の出席がありましたが、ほとんどが小児科で、その後も継続して取り組んでいる医師は決して多くはなく、せいぜい30名前後と思われます。そのうえ学会でも《食物アレルギー》を歓迎しない状況になり、それが続いてきましたから、この臨床医学を受け継ぐ医師はごく少数になっているようです。後に触れますが1925年に「アレルギーの定義」が変更され、《食物アレルギー》が学問的には「アレルギー」からほぼ除外され、それがもともと《食物アレルギー》が少数派になっていたことの大きな原因の一つだと考えます。

個人的なことですが、私がこの医学にのめりこむようになったのには理由がありました。それは「はじめに」で触れたように、自分自身に小児期から出没し医師になっても続いていた原因不明の多数の症状が、すべてローに倣《なら》った診断と治療で、食物に原因があったことが明らかになり、原因を除くことで改善したことでした。その体験から、実はこの《食物アレルギー》が原因で苦しんでいる患者さんが多数いるのではないかと考えるようになったのです。そして不定愁訴《ふていしゅうそ》（多くの訴えがあるが、該当する病気が見当たらないもの）こそ《食物アレルギー》の最も重要な症状の一つであることなどを体験的にも知り、患者としてのその後の自分の経験も、他の患者さんの原因を食物と疑うヒントとして大いに役立つことになりました。

勤務しはじめていた診療所において、アレルギー研修の開始と同時に論文から得た知識をすぐに患者さんの診療に役立てることになりました。それは《食物アレルギー》の診療が特別な器機や検査設備を必要とするわけでも、特別な薬の使用を必要とするものでもなかったので、無床の診療所でも可能だったのです。その《食物アレルギー》に見られていた多くの症状を、毎日の患者さんで確認できることになりました。その後も"Annals of Allergy"を定期購読し、ローやランドルフの著書を購入し、「化学物質過敏症」が《食物アレルギー》と「複合作用」を起こしていることを知ることにもなりましたが、こうしてそれ以来文献から教えられるだけでなく、何よりも患者さんから教えられ学ぶことが多くなり、日々新たな事実を突きつけられることになりました。このような経験と体験があって、多くの医師が端から拒否反応を起こして受け入れようとしない【資料1】にある《食物アレルギー》の症状や、一つの食物の除去で原因不明の多数の症状に対する治療効果を、何の疑問も抵抗もなく受け入れることができたと思っています。

特に約20年目を過ぎる頃、「バイ・ディジタル O-リング テスト」(略して「オーリングテスト」)(【資料3】62ページ~参照)を原因診断などに使いはじめた頃からは、確信を持って環境物質すべてに視野を広げて原因を究明できるようになり、さらにその25年後には食物を含むあらゆる環境物質が「複合作用」によって病因となっていることが通常なのだと気づき、その治療を考える中で、これから述べようとしている最後にたどり着いた《転写治療水》を思いつくことになったのです。診断に「オーリングテスト」を使うことがなかったら、《食物アレルギー》の医学が持つ深さと重要性がこの上ないことを知ることも、無床の診療所で地域医療に取り組みながら、このような原因にこだわる医療を全うすることもできなかったと思います。

原稿の仕上げが遅れているうちに、新型コロナのパンデミックがWHOによって2020年3月に宣言され、感染症の恐ろしさを体験することになりました。現在のように医学が進歩し、公衆衛生などが整えられているいわゆる先進国にあっても、原因が不明で、治療方法が確定しておらず、ワクチンもすぐにはできない、つまり、予防も治療もできない状況がいかに恐ろしいかということを、多くの国民が実感したと思います。14世紀に「黒死病」(ペスト)で、ヨーロッパの人口の1/3~1/2もの人が亡くなっていくという歴史がありました。そのようなことが現実として目の前で起こったらパニックになることを実感を伴って理解できたと思います。それが身分も貧富の差も人種等の違いもなく、年齢も選ばずということになれば、その原因の確認、治療法、予防法の確立はすべての人が一致して切望することであったでしょう。19世紀の末に顕微鏡の性能が向上し、最初の病原体が確認されて、20世紀の間に感染症に関する研究が急速に進み、その治療法、予防法が確立されてきた必然性がよく理解できます。

新しい原因不明の感染症が現れたとき、最初に必要なことは、新型コロナの場合もＳＡＲＳ（サーズ）のときもそうだったように、原因を明らかにすることでした。その思いは「黒死病」（ペスト）のときも同じだったでしょう。原因が不明のままでは、適切な対策が望めないとは専門家でなくても考えることです。

しかし、この当然のことを考えたとき、現代医学においても感染症以外では、ほとんどの病気が原因不明のままに（同時に原因を追究することなく）治療をすることが当然のことになっているのはなぜかという日頃の疑問をより強く感じるのです。本書のはじめに、原因不明の患者さんの治療をしようとするときには不安を感じ、確信を持てないということを述べましたが、この疑問はその続きです。感染症については「原因が不明のままではどうしようもない」ということで一致しますが、感染症以外になると必ずしもそうではないように見えるのです。なぜなのか。それは、感染症以外では、真剣な原因究明の研究がなされても、ほとんど原因が明らかにできないということなのか、それとも真剣な原因究明の研究に取り組むことを抑制する何らかの力が働いていて、自由で十分な研究が成し得ないということなのか。この疑問に対するわかりやすい専門家の説明がほしいと思います。現代の科学の進歩が著しいことや、他の分野での新たな成果などが報道されるたびに、病気の原因の究明が遅れていることをどうしても不思議に感じてしまうのです。

感染症では、原因解明も治療薬開発も、ワクチン開発も、比較的に速やかになされて予防（や治療）が可能となって一件落着とされているのが普通です。その他の病気でも本当は原因の解明に力を注いでこそ確信の持てる有効な治療と予防が始まるのだと考えます。感染症の歴史を知ることによって、全面的とはいえないにしても、この分野の進歩が、比較的速かった理由は前記のように考えて納得できたといえますが、その他の病気で原因解明が進んでいないその理由について、説得力のある説明がなされたことはないと思います。

それはそれとして、今後も新しい感染症が出現してくることを覚悟しなければならないとされ、それがパンデミックになることは確実と考えられています。それに備えることの責任が、医学だけでなく政治にも、いえそれにこそあることを、新型コロナ感染症が教えてくれたと思います。科学者はワクチン開発、治療薬の開発に真剣に取り組んでいると感じましたが、政治のトップが国民の命とくらしを守ることに真剣に科学的に、適切に取り組んだのかということには大きな疑問を感じたからです。科学の成果を信用して、それを正しく使いこなせる政治が必要だと思います。また、一般の病気の原因解明が進むなら、新たなパンデミックに対する医学的対策の見通しにも、新たな視点、技術が生まれる可能性が見えてくると考えます。

さて、この項を終わるにあたって《食物アレルギー》あるいは《アレルギー》に《　》を付けた理由について述べておきます。

すでに述べてきたように、近代医学で始まったアレルギーの臨床医学には、ローとその同僚や後継者の少数の医師が進めていた、多くの病気の原因を食物に対する通常と違った反応とする「《食物アレルギー》の医学」と、それとは別に原因を食物ではなく、花粉やハウスダスト、カビなどとみなして、それらに対する通常とは違った反応を病気の原因とみなし、これをアレルギーとした多数の医師が主張する「アレルギーの医学」がありました。前者が少数派で、後者が多数派でした。区別するために前者のものに《 》を付け、《食物アレルギー》としました。私がアレルギーの勉強を始めた1971年には、日本の少数派は一部の小児科医にいるだけで、その他は内科も小児科も多数派が占めていました。その中で私は少数派の《食物アレルギー》を選択したために、同じアレルギーといっても、多数派と比べると対象とする患者さんの幅がずっと広くなっていました。まるで別の医学と思えるほどでした。そして、すでに何年も前の1925年にアレルギーの「定義」が変えられていたことに気がつきました。少数派の取り上げていた《食物アレルギー》の患者さんの多くは「アレルギー学」から排除されていて、少数派が診療していた患者さんも医師も、学問的にはアレルギーとは認められない状況にあったのです（ランドルフの著書『ランドルフ博士の新しいアレルギー根絶法』の共著者ラルフ・W・モスの序論による）。

少数派は、現在用いられている新しい「定義」によってではなく、変更以前の考え方のまま、食物に対する通常と違った反応により病気になっている患者さんすべてを《食物アレルギー》として扱い続けてきたのです。ですから、その中には現在の「定義」では「アレルギー」とみなされないものが大多数になっているのです。はっきりいえば、多数派と少数派のごく一部の患者さんは新しいアレルギーの「定義」に適いますが、それ以外は、全く違った医学とみなされているのです。そこで食物以外の物質についても、その物質に対する異常な反応によって症状が現れたり、病気になっている患者さんで、現在の「定義」に合わず「アレルギー」とみなされないものも、《 》付きで《アレルギー》と表記することにしました。また《アレルギー》の病原性を表現するときに《(物質の) 有害作用》、《(物質の) 不適合》と表記することもここでお断りしておきます。なお、アレルギーの「定義」をめぐる議論については第3章で触れます。

2 《食物アレルギー》はすべての年齢で最も多い病気の原因

《アレルギー》の勉強を始めた1971年当時、日本では「食物アレルギー」が一般的に話題になることは少なく、研究課題になっているとは感じませんでした。1970年代半ば以降になって、先に触れたように当時の群馬大学小児科教授の松村龍雄先生がローとランドルフの《食物アレルギー》と「化学物質過敏症」の医学を受け継いで、教室を挙げて《食物アレルギー》の先進的研究と臨床に取り組んでいることを知りました。研究を始められたのは1962年頃からで、1966年になると発表論文が多くなっていたのです。それは私がまだ学生のときのことでした。しかし学会はその後ずっとこの《食物アレルギー》の受け入れには実態として拒否的で、松村教授一門の実績をほとんど無視するという状況にありました。そして1980年代になってアレルギー性疾患、特にアトピー性皮膚炎と気管支喘息《ぜんそく》が著しく増加し、松村名誉教授（1976年に定年退職）やその他の方たちの努力があって、その原因として一時《食物アレルギー》が注目を浴び、結果として《食物アレルギー》に取り組む（特に小児科）医師も増えました。先生のご指導もあって先述の「食物アレルギー懇話会」が設立され、情報交換もされるようになっていました。

しかし、二つのアレルギーの区別を知らないままの医師も少なくなかったと思われます。この時代は《食物アレルギー》の本格的研究は群馬大学の小児科が中心で、その他2、3の大学・国立病院の小児科医の取り組みがあっただけだと思います。ところが、松村先生が定年を迎えると、群馬大学の《食物アレルギー》の取り組みが徐々に弱くなって（いるように感じられて）きて、小児アレルギー学会でも、「食物アレルギー」は松村先生の目指していたローやランドルフを引き継ぐ内容から離れるようになっていきました。すなわち原因食物の徹底した究明も、原因療法である徹底した「除去食療法」も行う医師は少なくなって、多くは吸入物質のアレルギーに準じる症状を対象とするようになっていきました。厳密な食物の除去制限は小児の成長には不適切だとされ、除去は強い反応を起こす食物に限るようになり、それ以外は抗アレルギー剤などで治療するというのがガイドラインとなっていったのです。

その一方で園児や学童のアナフィラキシーには食物アレルギーを原因とするものが多く、生命に関わるものですから、原因食物の除去による予防が第一とされてきました。そこには矛盾を感じます。最近は食物アレルギーの園児・学童には、医師の書いた「食物指導書」などの名で、食生活の注意書、指示書が発行されていますが、アナフィラキシーの増加傾向は続いているようです。そしてその原因は、単に除去されているはずの食物の誤食とされることが多いようです。私は、食物アレルギーの反応の強さは、軽いと思われていた食物でも、同時に食べる食物、その食物を食べた間隔、食べたときの体調、そのときの気象状況など多くの条件によって、それまでの経験からは想定できないほどの強い反応になることがあることも肝に銘じておかなければならないと思っています。このような点で対策に不十分さを感じます。

こうして日本ではいわゆる「食物アレルギー」を最初に取り上げたのが小児科であって、一般的なその発生の理論づけが、小児の消化機能の未熟性に帰せられて、特にアレルゲンになるタンパク質の消化が不十分だということに求められたために、食物アレルギーはほとんどが小児のものということが定説になったと考えられます。そしてこれが半世紀以上も前からの「常識」となって現在に至っているのです。

2010年頃に小麦の成分を含む「茶のしずく石鹸」によって「小麦アレルギー」が皮膚を介した感作《かんさ》で多発し、約2000人の被害者が出てアナフィラキシーまで起きたという事故がありました。この事故の被害者の年齢は1~93才で、20~30代の女性が多かったと記録されていますが、残念ながらその後成人の食物アレルギーが見直されるということはほぼなかったようです。ただその影響で食物アレルギーは経口感作よりも経皮《けいひ》（皮膚）感作が重視される傾向が一時強くなり、アトピー性皮膚炎では、白色ワセリンなどによる保湿など、皮膚の保護だけで改善が見られることが明らかになりました。しかし、アレルギー児のアナフィラキシーは原因食物の摂取によって起こるものが多く、食物アレルギーは「除去食療法」が重要であることは基本的に変わっていないと考えています。

成人には不定愁訴《ふていしゅうそ》をはじめ、疲れやすさ、肩こりや片頭痛など、《食物アレルギー》が原因になることが知られていない症状や病気が多いために、《食物アレルギー》は成人では非常にまれだと思われています。少数でしたが1980年代にもアトピー性皮膚炎の成人の患者さんがいて、「除去食療法」で治癒していました。しかし、成人の場合の原因は、皮膚科を含めて食物アレルギーは少ない、ほとんど無いというのが常識で、原因は食物以外と思われています。

同じ《食物アレルギー》でも、成人と小児では現れてくる症状の頻度に違いがあり、小児ではアトピー性皮膚炎、風邪症状の頻発、気管支喘息《ぜんそく》、夜泣き、下痢《げり》、腹痛、時に血便、血尿、タンパク尿、また時にはネフローゼ症候群（タンパク尿が主な症状の原因不明の腎臓病）などがあります。成人では前記したもの以外にも、気管支喘息も少なくありませんが、倦怠感《けんたいかん》、抑うつ、筋肉痛や関節痛（炎）なども多く見られます。【資料1】（36ページ～参照）のように「何でもあり」の状態です。原因不明の患者さんでは「オーリングテスト」（62ページ～参照）で原因を診断すると、その多くは食物を主とした物質と判定され、《食物アレルギー》としての治療で改善するのが私の場合は普通のことになっています（原因の診断は非常に難しいというのが現実ですが、「オーリングテスト」なら、慣れさえすれば容易に即時に診断できるのです）。それらの中には関節リウマチや、血尿・タンパク尿で慢性腎炎と診断されている患者さんがいることもあり、皮膚病の汗疱《かんぽう》（手のひらに小さな水泡が生じてくる病気）、尋常性乾癬《じんじょうせいかんせん》（関節部に多い傾向がありますが皮膚ならどこにでも現れてくる。境界の明確な褐色の乾燥した変化で、強い痒《かゆ》みがあったり、膝などに軽い座りだこ状の変化が見られたりする皮膚病）、紫斑病《しはんびょう》（皮膚に主に点状の出血が多数見られる、血液に原因があると思われることが多い病気）などの思いもしなかったものも含まれています。

成人には典型的なアトピー性皮膚炎は多くはなく、ただカサカサで痒みが強いというもので、原因はアトピー性皮膚炎と同じで食物であることが多いのです。ただし最近は着衣の布がアトピー性皮膚炎その他の湿疹の原因になっていることが「非常に」といえるほど多くなっているようです。また、乳幼児と同じように、高齢者にも《食物アレルギー》が多い印象があり、老人性掻痒症《そうようしょう》（老化が原因とされている皮膚が乾燥してカサカサとなり痒みがあるだけの皮膚病）、老人性出血斑（高齢者の主に前腕に見られる、軽くこすっただけで現れる皮下出血）と診断されているものもそうです。

原因としての食物の重要性が理解されない理由として考えられるのは、一つは毎日食べている普通の食物が原因のため、かえって気づかないこと、二点目は診断上のことで、原因食物の確定の難しさです。さらにもう一つは、食物を原因と認めると「食物除去療法」だけで治療が可能であることを認めざるを得ないことにもなり、それでは現在の医学研究にも、医療経営にも混乱が起きると考えられるからだと思います。しかし原因を究明することが重視されているとはいえない状況が続いていることが一番の問題かもしれません。「病気は治らぬように、しかし死なないように治療する」ことが利潤追求を旨とする今の資本主義に適う医療のあり方だということが黙認されていることも関係していると感じます。封建時代に領主が農民に対してとった「百姓は生かさぬように、殺さぬように」という政策とよく似ていると感じます。ですから慢性の原因不明の病気に悩まされている患者さんが、原因不明で、治らないままでいるのが当然とみなされているのでしょう。患者さん自身に、第5章に述べる《転写治療水》を作って、有効性を確認していただき、同様に悩んでいる方がいれば、伝えていただくしかないと考えています。または社会が医療によって利潤をあげ、それを生業にするという制度をなくし、病気を治し、命を救うという本来の役割を果たせるものに変えるしかないと考えます。しかし、当面後述の治療法は、民間療法として伝わるしかないと思っています。

3 《食物アレルギー》は多くの環境物質の「複合作用」

近代医学の中で《食物アレルギー》は、20世紀にはローその他の人たちによって臨床報告が盛んになされました。そしてロー（Albert H.Rowe）には1972年に業績の総まとめのような大部のテキスト"FOOD ALLERGY, Its Manifestations and Control and the Elimination Diets–A

Compendium ,With Important Consideration of Inhalant(Especially Pollen),Drug, and Infectant Allergy"（ALBERT H.ROWE and ALBERT ROWE,Jr.〈CHARLES C THOMAS〉）があります。《食物アレルギー》の専門家であったランドルフ（Theron G.Randolph）の「化学物質過敏症」の論文は1950年代から発表されていました。1962年に最初のテキスト"Human Ecology and Susceptibility to the Chemical Environment"（CHARLES C THOMAS 1962)が出版され、日本で『人間エコロジーと環境汚染病』（松村龍雄・富所隆三訳、農文協、1986年）として出版されていました。1980年には2冊目の"An Alternative Approach to Allergies"が、1986年にその増補版が出版されました（『ランドルフ博士の新しいアレルギー根絶法』、直訳では『もう一つのアレルギーの解決法』河野泉・石川広己訳、桐書房、1994年）。

それでも《食物アレルギー》も「化学物質過敏症」も広くは知られないままになっています。そして両者の「複合作用」も明らかにされましたが、少なくとも日本ではほとんど知られることはありませんでした。また1986年にクルック(William G.Crook)の"The Yeast Connection"（「イーストコネクション」：翻訳出版なし）が出版され、カンジダを含むイースト菌類が原因の健康障害が明らかにされ、《食物アレルギー》と「化学物質過敏」の「複合作用」にイースト菌の仲間が加わって、症状や病気をさらに複雑にしていることが明らかになりました。

日本でも1990年頃から抗カンジダ剤（ナイスタチン）などを用いてその治療に取り組む医師が現れましたが、やはり広くは普及しないままであると思われます。私は皮膚炎などでカンジダの影響が強いと診断した患者さんに、時にナイスタチンを使用して有効なことを確認してきました。

このように《食物アレルギー》は食物だけでなく食物以外の環境物質との「複合作用」によって、病気の原因診断と治療を難しくするということが明らかになりました。しかし、治療については、《食物アレルギー》、「化学物質過敏症」、「イーストコネクション」は、すべてその個々の原因物質（特定の食物、特定の化学物質、個々のイースト菌）への対策でなされていました。また、私は使うことはほとんどありませんでしたが、抗アレルギー剤がその「複合作用」の結果にも有効と考える医師は、その薬で治療していたようです。一部の医師はビタミン、ミネラルなどの特異的な組み合わせによる、あるいは漢方薬による、生体機能の向上などに期待する治療をしていたと考えますが、これらの「複合作用」に起因する病的状態に対して、一括して確実に効果をもつ治療方法は確立していないのが現状でした。

「食物除去療法」が、これらの原因が複合している患者さんにもかなりの効果を認めることが少なからず見られていましたが、限界はありました。私は退職間近になって、このように多くの原因による「複合作用」が治療の難しさの原因になっていることがわかってきて、それらの「複合作用」を同時に抑制できる総合的な治療方法を考え出す必要があると考えるに至りました。そしてそれらの「複合作用」を同時に抑制して、環境因子を原因とする症状や病気をすべて同時に治療しようと考えて創り出すことになったのが、後述する《転写治療水》（5章参照）です。

その後も大きな話題になっている「電磁波過敏症」が加わり、環境物質が複合した健康障害は一層重層的に複雑になり、診断も治療も一筋縄ではいかなくなっていることを強く実感することになりました。

また、現在、難治性の喘息《ぜんそく》、アトピー性皮膚炎、あるいは好酸球性《こうさんきゅうせい》食道炎、同副鼻腔炎、同中耳炎（通常の食道炎、副鼻腔炎、中耳炎より重症で難治性であり、アレルギー性の病気で多く現れる好酸球と名づけられた白血球が異常に多く見られる病気）などおそらく《アレルギー》が主要な原因となっていると考えられる病気の対策が問題になっています。原因が不明で、ステロイド、免疫抑制剤、いわゆる生物製剤など高価な薬、副作用が気になる薬が使われていますが、それでも改善が難しい病気が増えているようです。精神疾患、線維筋痛症《せんいきんつうしょう》（主に全身の筋肉がとにかく痛む病気）、筋痛性脳脊髄炎《せきずい》／慢性疲労症候群、過敏性腸症候群、潰瘍性《かいようせい》大腸炎などで、原因が不明ないしは未確定で、ストレスが原因とされてしまう病気も増加しています。これらも環境物質の複合した《有害作用》が原因の一つになっていると私には考えられ、新たな治療法の開発が切実になっていると感じています。子宮頸《けい》がんの原因であるヒトパピローマウイルス（ＨＰＶ）ワクチンの難治な「接種後症候群」もその中に入ると疑っています。これらにはいくつもの原因が重なっていると考えられ、その一つひとつの原因因子を確認することが難しく、たとえできたとしても、それらを個々に治療するだけでは、これまでの経験から効果的な治療にはならないと思われます。

これら増加していると思われる難治性疾患の症状を改めて【資料１】と照らし合わせて見るなら、引きこもり、いじめ、虐待、理解困難な殺人事件などの増加もそうですが、未知の原因物質を含めた多くの《有害作用》が「複合作用」を起こして原因になっていることを疑わずにいられなくなっています。そしてそれらの原因物質が特別な物質ではなく、誰もが日常的に食べ、接し、吸い込んでいる物質のことも大いにあり得ると思っています。「オーリングテスト」（62ページ参照）の結果からも身近な物、例えば衣類や寝具に使われている布や綿、ティッシュペーパーなどの紙類、不織布マスクや紙おむつ、その他すべてに《有害作用》があることがわかってきていますから、これらすべてが原因になっていることを前提にして治療を考え出すことが必要と考えるようになってきました。このような難治性の病気は2000年頃から強く気になってきたもので、以前からあった病気も治療が難しくなっているように感じますが、最近目立ってきた病気が特にそうで、環境物質からの影響が強くなっているためではないかと感じています。環境物質の複雑な影響と生体の「自然治癒力」の劣化のせいだと思っています。

【資料1】《食物アレルギー》の症状や病気

古くから報告されてきて、今でも食物、化学物質その他の環境物質が原因で引き起こされることが確認されている症状や病気の一覧表を示します。文献では確認できていないもので、私が経験したものを最後に追加しておきました（表1参照）。問診、食物日誌、食物除去テスト、食物負荷テストなどによって診断し、それに基づいた治療で効果を確認したものです。J・ミラー（Joseph B.Miller）の報告は、食物エキスによる皮内《ひない》テストで症状を誘発し、濃度を変えた同じエキスの皮下注射による症状の消去（「中和療法」）の効果に基づいています。特にミラーの「中和療法」の有効性は、例えば喘息《ぜんそく》の患者さんでステロイドでも消えることのなかった喘《ぜん》鳴《めい》（息を吐くときにゼーゼー、ヒューヒューなどと音がすること）が消えるほど顕著なことを私も確認しましたが、その準備の手順の途中に皮膚テストが必要であり、アナフィラキシーを起こす危険性があるため、また手間もかかり、一人医師の診療所で常時実施するには無理と感じたので、継続実施はあきらめました。

また、比較のために国内で一般に「食物アレルギー」によって引き起こされるとされる症状を示しました（40ページの「表3」参照）。

次ページの「表1」はアルバート・H・ロー（Albert H.Rowe）らが報告したものを松村龍雄がまとめたものに、その後の報告から追加したものです。

「表2」（39ページ）は化学物質過敏症の提唱者セロン・G・ランドルフ（Theron G.Randolph）がその著書に示した、食物アレルギーと化学物質過敏症の症状の一覧表です（この両者は症状から臨床的に区別することは困難です）。

表１　《食物アレルギー》による病気と症状

皮膚	かゆみ、灼熱感、紅潮、ヒリヒリした痛み、首の後ろその他の発汗、じんましん、水疱、しみ、紅斑、吹き出物、アトピー性皮膚炎、神経皮膚炎、血管神経性浮腫、にきび、多形性紅斑、手湿疹、ストロフルス、あせも、おむつかぶれ、脂漏性皮膚炎、爪の変形、さめ肌、紫斑病
耳、鼻、のど	鼻アレルギー（鼻閉、くしゃみ、鼻のかゆみ、鼻水）、後鼻漏、のどの痛み・乾燥・ムズムズ、咳込み、空咳、口蓋のかゆみ、嗄声、風邪の反復、耳閉感、耳鳴、耳痛、難聴、めまい、回転性めまい、メニエール症候群、ふらつき、滲出性中耳炎、耳管浮腫（耳管閉塞）
眼	かすみ目、眼痛、なみだ目、強い光による眼の痛み、斜視、複視、眼瞼のけいれん、眼瞼の浮腫や下垂、眼瞼内側の発赤・腫脹、一過性の屈折障害、虹彩炎、角膜潰瘍、白内障
呼吸器	息切れ、喘鳴、咳、痰、喉頭浮腫、副鼻腔炎、アレルギー性喉頭炎、クループ、アレルギー性気管支炎、気管支喘息、気管支拡張症、慢性・反復性上気道感染症、細気管支炎、肺気腫
心血管	動悸、頻脈、不整脈、脈の結滞、高血圧、狭心症、心筋梗塞、脳卒中、顔面の紅潮・蒼白、手のほてり・冷え・痛み、赤み・蒼さ、失神、心臓部の痛み（偽狭心症）、全身の血管神経性浮腫、肺・肝臓その他の血管性浮腫、閉塞性血栓性血管炎、結節性動脈周囲炎、結節性紅斑、糸球体腎炎
消化器	口内乾燥、唾液の増加（よだれ）、口臭、舌のヒリヒリ痛、歯痛、ゲップ、反芻、しゃっくり、胸焼け、嚥下困難、吐き気、嘔吐、腹鳴、腹痛、疝痛、消化不良、下痢、便秘、直腸のかゆみ・灼熱感、痔、肛門のかゆみ、口角炎、アフター性口内炎、咽頭炎、空気嚥下症、過敏性大腸（過敏性腸症候群）、食物不耐容症、神経性胃炎、胃潰瘍、十二指腸潰瘍、潰瘍性大腸炎、クローン病、周期性嘔吐症、食欲不振、偏食、タンパク漏出性腸症
泌尿・生殖器	頻尿、尿意切迫、排尿痛、膀胱機能不全、膣のかゆみ、こしけ（白帯下）、月経痛、動作、夜尿症、タンパク尿、血尿、生理痛、ネフローゼ、アレルギー性膀胱炎、間質性膀胱炎
筋関節	疲労、倦怠感、全身の筋力低下、筋肉痛、関節痛、凝り、背部痛、頸部筋肉のけいれん、全身の硬直、関節リウマチ、関節水腫、痛風性関節炎
神経系	頭痛、偏頭痛、突然の眠気、居眠り、足元のふらふら（グロッキー）、“月曜病”、動作がゆっくり、怠惰、鈍感、生まじめ、大声で叫ぶ、張り詰め、心配性、大げさ、浮ついている、ボーッとしている、笑い、酔ったようになる、集中困難、孤立感、ど忘れ（単語や名前や数を忘れる）、吃音（どもり）、急性・慢性うつ病、学習障害、アレルギー性緊張—弛緩症候群、微細脳障害、不眠症、多動、人格変化、妄想、幻覚、錯乱、統合失調症、震顫（しんせん）、てんかん、麻痺、悪夢、神経痛、夜泣き、物忘れ、アルコール依存症、書字困難
血液	貧血、白血球減少、紫斑病、好酸球増加症、血小板減少、出血
その他	アナフィラキシー、発熱、低血糖、低体温、肥満、糖尿病、歯痛、膵炎、肝炎、寝起きの悪さ、あくび、アレルギー性毒血症（ロー：一種の中毒状態で、疲労、身体の疼痛、不眠、発熱、その他多くの症状を示す）

（H・リンケル、J・ミラー、J・C・ブレネマン、A・H・ロー、F・スピア、M・マンデル、松村龍雄、満川元行他より作成）

すでに先人が指摘しているかもしれないが、この表にないいくつかの症状で、私が経験したものを参考のために加えておく。

ケロイド、汗泡、尋常性乾癬、老人性掻痒症、眼球結膜の出血、高齢が原因とされる老人性出血斑、酒さ（しゅさ）、静脈の怒張、血管痛、繊維筋痛症、筋痛性脳脊髄炎／慢性疲労症候群、変形性膝関節症、薬の副作用・不適合の頻発、甲状腺腫脹、アレルギー性狭心症（Kouni 症候群）

表２　食物及び化学物質による、刺激（興奮）症状と離脱（抑制）症状

０を基準にして上に向かって刺激症状、下に向かって離脱症状が強くなる。

（食物や化学物質に曝されているときに現れてくるのが刺激症状、食物や化学物質の暴露から離脱していくときに生じるのが離脱症状である）

刺激レベル	症　状
++++	躁病の状態（けいれんが起こることもある） 狂気、興奮、攪乱、激怒、恐慌。回りくどいあるいは偏狭な思考、筋攣縮と四肢のけいれん、けいれん発作、意識状態の変容
+++	軽い躁病状態、中毒状態、不安状態、自我中心状態 攻撃性、多弁饒舌、不器用（失調）、苦悶、恐怖、不安、交互に来る寒気と熱感、 飢えきった空腹感、激しい口の渇き、忍び笑いや病的な高笑い
++	活動亢進状態、過敏状態、空腹状態、口渇状態 張り詰めた緊張、びくびくイライラ、ちょこまかした動き回り、多弁、議論がましさ、神経過敏、過剰反応、自己中心、空腹とのどの渇き、 顔面紅潮、発汗、寒気、不眠、アルコール中毒、肥満症
+	興奮状態にあるが比較的に症状はない（半病人） 活動的、機敏で、生き生きとしていて、感応性がよく、熱心で、向上心・活力・進取の気性･機知は損なわれていない。他人の意見や行為に配慮できて、 通常は正常とみなされる。
0	バランスのとれた行動で恒常状態にある この状態を、子どもは両親や教師に、教師や親は子どもに、われわれすべては他人に期待する。
離脱レベル	症　状
−	局所的なアレルギー症状 鼻水、鼻づまり、咳払い、咳、喘鳴（気管支喘息）、かゆみ（湿疹あるいはじんましん）、 放屁（おなら）、下痢、便秘（大腸炎）、切迫排尿、頻尿、目と耳のいろいろな症状
−−	全身のアレルギー症状 疲痛症候群（頭痛、首の痛み、背部痛、神経痛、筋肉痛、筋炎、関節痛、 関節炎、動脈炎、胸痛）を伴う疲労、ぼんやり、眠気、軽い抑うつ、浮腫、 それに心血管系の症状（はっきりした脈拍の変化あるいはいろいろな程度の脈拍の結滞）
−−−	うつ病、思考障害 錯乱、不決断、ふさぎ込み、悲嘆、無愛想、引きこもりあるいは無気力、 情緒不安定、注意力・集中力・理解力・思考過程の障害（失語症、心神喪失、意識喪失）
−−−−	重症のうつ病（意識の変調を伴うことがある） 無反応、嗜眠、昏迷、見当識障害、メランコリー（憂うつ症）、失禁、退行的な思考、偏執的志向、妄想、幻覚、時には記憶喪失、最終的には昏睡

（T. G. ランドルフ：An Alternative Approach to Allergies；the new Fields of Clinical Ecology Unravels the Environmental Causes of Mental and Physical Ills, Harper & Row,Publishers より）

表3　一般に「食物アレルギー」によって引き起こされるとされる症状

皮膚症状	掻痒感、じんましん、血管運動性浮腫、発赤、湿疹
眼症状	結膜充血・浮腫、掻痒感、流涙、眼瞼浮腫
口腔咽喉頭症状	口腔・口唇・舌の違和感・腫脹、喉頭絞扼感、喉頭浮腫、嗄声、喉のかゆみ・イガイガ感
消化器症状	腹痛、悪心、嘔吐、下痢、血便
呼吸器症状	くしゃみ、鼻汁、鼻閉、呼吸困難、咳嗽、喘鳴
全身症状	アナフィラキシーによる多臓器症状、アナフィラキシーショックによる頻脈、虚脱状態・意識障害・血圧低下

（表は厚生労働科学研究班『食物アレルギーの診療の手引き 2008』より）

食物による異常反応をすべて含む《食物アレルギー》の症状・病気に比べると、症状の範囲は狭く数も少ない（最新版の表も大きくは変わらない）が、抗原抗体反応に起因するとされる「食物アレルギー」で見ても、この表のようにいろいろな症状があることがわかる。
なお、アナフィラキシーとは、アレルギー反応によって複数の症状が出現した状態で、軽いものから生命に関わるものまである。

2章　原因不明の病気や症状が多いのはなぜか

……《食物アレルギー》と臨床環境医学

1　「臨床環境医学」の始まり

《食物アレルギー》と《　》を付けた理由については1章ですでに述べましたが、ここで改めて触れたいと思います。《食物アレルギー》とされてきた症状や病気の中には現在の「アレルギーの定義」にある「免疫の関与」が証明されていない場合が多く含まれていること、及び食物以外の多くの物質の《有害作用》がその症状・病気の原因としてほぼ例外なく関与していて、「食物だけが原因であることはない」ということを、改めて確認しておきたいからです。

食物だけではなくその他の環境物質、特に残留農薬、食品添加物、環境汚染物質などの「化学物質過敏症」が病気の原因として関わっていることを最初に明らかにしたのは、すでに述べたようにセロン・G・ランドルフでした。そもそもの始まりはランドルフが学生時代に父親が石油コンビナートの地域を通るときに、大きな声で多弁になるなど、いつも躁《そう》状態になっていると気がついたことでした。そして《食物アレルギー》の専門医になってから、普段は異常な反応を起こす果物でも、廃園となった果樹園になっていた物なら無事に食べられる患者さんがいることに気がつき、その後、有機栽培の食物で同様のことを観察したのです。《食物アレルギー》がなくても残留農薬などの影響で《食物アレルギー》と区別できない症状を示す人がいることを確認して「化学物質過敏症」と名づけ、その発見者となりました。その原因を詳細に検討した結果、いわゆる許容量以下の超微量の化学物質でもヒトは異常反応を起こして難治性の病気になっていることを突き止めたのです。

実は「化学物質過敏症」を提唱した当時、ランドルフは九つの大学や大病院でアレルギーの指導医を務めていましたが、この発表の後その職をすべて解雇され、治療していた患者さんにそれまで適用されていた保険会社の医療保険をすべて適用除外とされてしまったそうです。「化学物質過敏症」という疾患概念が企業経営の妨げになると恐れた石油コンビナートの大企業と、それと結託した保険会社からの嫌がらせであり妨害だったと考えられます。それでもランドルフは個人のクリニックで、他の誰にも取って代わることのできない《食物アレルギー》と「化学物質過敏症」の診療を継続しました。

その後ランドルフによって《食物アレルギー》と「化学物質過敏症」は「臨床環境医学（Clinical Ecology）」という名称で、新たな臨床医学の概念・医学観として一括《ひとくく》りにされ、その対象を他の環境物質にも広げて、病気の原因が追究されることになりました（と私は受け止めています）。これまで私が《食物アレルギー》と《　》を付けて表現してきたものはこの「臨床環境医学」に他なりません。しかし残念ながらこの新たな臨床医学は広く普及することにはなっていないと感じます。そこにはランドルフの「化学物質過敏症」発表に対して妨害を加えてきた企業からの圧力が陰に陽に働いていたと考えられます。

余談となりますが、このようにひどい処遇、妨害があっても妥協せずに、原因不明の病気に苦しむ患者さんの治療のために、医師としての使命を果たすというランドルフの生き方は、医師の理想的な姿を示すもので、共感と強い感動を覚えました。このランドルフの体験の中に、医師として本来の病気を治すという仕事を全うするには、大企業等の妨害と戦わなければならない現実があることを覚悟しなければならないという、現在の医療問題の根本に関わる「医療と資本主義の矛盾」があることを感じます。一般的には医師や医学研究者は、多かれ少なかれ企業に対して忖度や妥協をしていると思いますが、それをしなければ、公的な病院や研究所に席を得ることが困難になり、医学研究費にも恵まれず、自分の目指す医療も医学研究もできなくなりかねないのでしょう。ランドルフはあくまでも患者さんの治療を優先する医師であることを貫いたのであり、その生き方自体がこの矛盾との闘いだったのだと思います。

このようにして多くの環境物質に多くの病気の原因があることが明らかにされてきました。

その治療について見ると、患者さんごとに、原因を一つひとつの食物、一つひとつの化学物質等で確認し、その原因に応じてそれぞれに治療を行うという考え方は基本的に変わることはなく、ただそのような治療で十分な効果を得られないと感じる医師たちは、より効果のある治療法を求めて、先述のように漢方薬やビタミン、ミネラルの特異的な組み合わせなどによる治療を試みてきました。生体の持つ自然治癒力を高める試みだと思いますが、効果が見られても、広く普及しているものがあるとはいえない状況が続いています。

2 症状・病気には原因不明が多い理由

以下に述べることの根拠は4章、5章でも説明することになりますが、《食物アレルギー》、「臨床環境医学」の観点に立って患者さんの症状や病気を診てきた経験からいえることは、症状・病気に原因不明が多いのは、《食物アレルギー》で食物だけに限って見ていても、絶え間なく新しい《アレルギー》を起こす食物が現れてきて、限りなく原因が増加し変化していくからということです。それは食物ばかりでなく化学物質など他の環境物質のすべてについても同じでした。正に病気の原因は無限と想定して、そのうえで治療を考えなければならない状況が現実のことになっているのでした。しかも、これらの食物とあらゆる環境物質が無数の組み合わせで「複合作用」を起こしていることを考えれば、これまでのような一つひとつの原因に対する治療では十分な効果を得ることは困難なだけでなく、治療を完結するという見通しを持つこともできないのです。観念的すぎると指摘する人もいるでしょうが、「臨床環境医学」の対象にしなければならない物質が無限だということに改めて気づかざるを得ませんでした。「この病気の原因はこれだ」という結論を出すにはあまりにも原因になる物質が多いからです。感染症以外では原因が一つという病気はないと考えなければならないとも感じるのです。

原因不明の病気ではストレスが原因とされるものが多数に上っています。原因がわからないときの最後の逃げ場がストレスにされているというほうが正確なのかもしれません。ストレスはそれほど漠然としていると感じますが、その実態は前に述べた無限に存在する環境物質の《有害作用》全体であるというとらえ方が可能なのではないかと感じるのです。病気と原因の関係は1対1であるということが長く続いている原則ですが、ストレスがどれだけ多くの病気の原因にされているとしても、ストレスの「種類」、「性質」の数には限界があるとはいえませんから、許されることになっているのでしょう。ストレスが原因だというのならば、病気ごとにストレスを具体的に示し、その原因に対する対処法も具体的に個々に示すことが望ましいと思います。

話が若干脱線しました。元に戻りますが、現在でも半世紀前に比べて原因不明の病気が減ったと実感できない理由がこの「原因が多すぎる」ことにあるのだと思います。例えば川崎病も精神疾患も原因不明とされていますが、全くの不明ではなく多くの原因説が提唱されてきました。しかし、その中の一つだけでは説明のできない事実が多数確認されるので、一つの結論に絞ることができず結局不明なままにされていると思えるのです。これも1対1の原則の影響だと思います。それは他の原因不明の病気でも多くは同様だと考えて矛盾はないと思います。「原因説が多数あり、一つの真実に絞れないから、原因不明の病気が多い」とされているようですがそうではなく、「多数ある原因説がすべて真実だから、一つに絞れず不明とされている」と考えるほうが現実にあっていると考えます。

私が医師免許を得たのは、1968年です。医学生の時代にも多くの疾患が原因不明だと教えられました。原因不明の病気で名医の診察を受け病名が明らかにされると、患者さんは原因がわかったと受け取る場合がありますが、診断病名が明らかにされることと原因が判明することとは別です。原因不明の病気にもほとんどは診断名がついているからです。しかし、医師の中にも、診断がつかないでいた患者さんの病名が判明すると、原因がわかったと勘違いする場合がないとはいえない気がします。また、特に感染症以外では原因のわかっている病気は決して多くはありませんから、診療中に「この病気の原因は何か」と考えるより「この病気の診断病名は何か」と考える医師のほうが多いかもしれません。

医師になって半世紀余り、医学の進歩には非常に大きなものがあって、原因が明らかになった病気が増えたと考えるのが自然です。また、時代とともに新たな病気が発見され、エイズ、エボラ出血熱、重症急性呼吸器症候群（SARS）、中東呼吸器症候群（MERS）、それに今回の新型コロナ感染症のように、短時間のうちに原因が明らかにされる病気が増えているように見えます。しかし気がついてみるとこれらはすべて感染症です。感染症以外では関節リウマチなどの自己免疫疾患、糖尿病、慢性腎疾患、川崎病、多くの精神疾患、最近のものでは線維《せんい》筋痛症、筋痛性脳脊髄炎《せきずいえん》／慢性疲労症候群、「ヒトパピローマウイルス（HPV）ワクチン接種後症候群」などがありますが、原因は不明です。感染症以外で新たに原因が明らかになった病気はほとんど思い浮かばないのです。私が知らないだけだとは思えません。

激増している認知症で、最も多数を占めるアルツハイマー病は、アミロイドβ《ベータ》が原因とされ、このタンパク質を対象とする薬物の開発が数多く進められてきて、いくつかが実際に使用されてもきました。しかし、最近（2018年）になって、これまで有効とされた数種類の薬がすべて効果なしと判定され、期待されて開発中にあった薬も、臨床の第三相試験（これで有効と確認されれば、有効な薬として認められます）に入って完成間近と思われていたものがすべて開発中止になったと報じられました。アミロイドβ原因説が誤りだとされたと受け取りましたが、2020年5月になって、再びアミロイドβ原因説を支持する治療薬が開発されたというニュースがあり、その後新たなアミロイドβの脳蓄積経路が発見されたことが報じられました。そして2021年6月8日の朝日新聞で、米食品医薬品局（FDA）がアルツハイマー病治療薬候補「アデュカヌマブ」の製造販売を条件付きで承認したことを報じたのです。条件は今後の試験で確実な効果を確認できなければ承認を取り消すということでした。その期待される効果がアミロイドβタンパク質の脳への蓄積を減らすということです。2021年7月24日現在はまだ結論に至らず、承認をめぐる賛否の議論も続いているようですが、その他にもアミロイドβタンパク質と他のタンパク質を対象とする医薬品の開発が進められているということで、アミロイドβ原因説は現時点では否定されていないことが確認されています。

がんについては原因として多くの化学物質や食物とその成分が明らかにされ、がん原性物質と呼ばれてきましたが、それががんの予防や治療に大きく役立つことにはなっていません。むしろがんの原因については多くのがん原生物質が明らかにされているとおり、可能性としては無数の原因物質があると考えるのが正解なのかもしれません。つまりそれは「臨床環境医学」の対象になる可能性を示しているとも思われます。

リウマチなど自己免疫が原因とされる疾患もその数が増えていますが、自己免疫が起こるその原因、メカニズムが判明しているわけではなく、いくつかの学説が並列的に存在しているのです。私の患者さんの場合、慢性関節リウマチでは食物が原因だという診断になり、その原因食物の「除去療法」が有効だったケースを複数経験していますから、自己免疫疾患には食物やその他の環境物質が原因のものがあると考えています。

増加が著しいアレルギー性疾患は多くの物質（花粉、食物、真菌、ダニ、昆虫その他）が原因（アレルゲン）として明らかにされ、さらにその成分について詳細な分析がなされ、分子レベルまで確認されるようになっています。ここまで判明していながら、「アレルギー」性疾患の予防法は確立していませんから、その原因が完全には解明されていないと考えます。

精神疾患では薬物の開発が盛んに行われていて、症状のコントロールがよくなって新たな入院が減り、外来で治療される患者さんが多くなっているとされています。しかし、通院の患者さんでも、退院して間もない患者さんでも、突然の再燃・再発を起こすことがしばしばあり、その原因（あるいは引き金）が解明されたわけではなく、確実な予防ができない状況が続いています。特に犯罪を精神疾患と結びつけてしまう人が少なくなく、多くの専門家が無関係だと論じても、その原因が明らかにされていない現状では、一般の人には説得力が十分とはならないようです。しかし、「正常」とみなされている「普通」の人が、同じように突然暴力を振るい、あるいは殺人などを犯すことがあっても、多くの場合はその原因・引き金も不明なのですから、問題は精神疾患の患者さんだけのことではないでしょう。

実は本項で病名を挙げた感染症以外の原因不明の疾患については、50年以上前からあった病気にも、最近の新たなものにも、アルツハイマー病、川崎病、ＨＰＶワクチン接種後症候群（これらを「臨床環境医学」的に長期間診療した経験がない）以外では、食物その他の環境物質に原因を見つけ出して、《食物アレルギー》と診断し、他の《食物アレルギー》と診断した患者さんと同じ治療で改善治癒した例を少なからず経験してきました。その経験から、それらの病気の原因は、前述した無限にある食物その他の環境物質である可能性を考えるようになりました。「原因が多すぎて原因不明とされている」ということだと考えます。

さて、50年前と比べるなら、現在は発病の原因が不明であっても、発病した後の病気が進行し、あるいは慢性化するメカニズムについて、一部のがんや自己免疫疾患などでその鍵を握る中間物質が明らかにされてきています。そしてその物質の働きを抑制し、あるいは阻止する薬物の開発が急速に進められ、不治とされてきた病気の治療が可能となり、余命の延長、さらに治癒に希望が持てるようになっています。本庶佑《ほんじょたすく》博士のノーベル賞の対象となったがんの治療薬オプジーボもその一つです。いわば「中間的原因療法」ともいえる治療が大きな可能性を切り開いているのだと考えます。これと同じ範疇《はんちゅう》に入る薬としては、古くからじんましんなどアレルギーに対する抗ヒスタミン剤があります。この場合は原因が例えば卵であり、「中間的原因」になっているのが細胞から放出されるヒスタミンということになります。原因の卵を止めるのが「原因療法」で、抗ヒスタミンは「中間的な原因療法」ということになり、「原因療法」のほうが明らかにコストはかからないことは明らかです。がんなどで、このような「中間的原因」の解明とそこに作用する治療薬の開発が進んだことは患者さんにとって大きな光明です。しかし、オプジーボが当初年間約３０００万円の治療費がかかったように、開発される新薬が大変高価であり、しかもそのような薬が次々開発され、さらに高価な新製品が出てきて、医療費がますます膨らんでいることが問題になってきています。

またヒトのゲノム解析に成功して以来、特定の遺伝子に原因があることが明らかにされる疾患が増えていますし、今後も増え続けると思います。その場合、１００％遺伝子に原因があるというより、環境因子の関わりがあるものが多いと考えられますから、その環境因子の解明が進めば医療費の縮小に役立つと思います。それは遺伝子と環境物質の「複合作用」が原因となるという考えからの発想です。

一方で遺伝子が１００％発病の原因になっている場合もあります。２０２０年2月26日、厚生労働省の専門部会が、世界一高価な薬とされる脊髄《せきずい》性筋萎縮症（ある種の遺伝子が生まれつき欠けているために、脊髄の神経細胞が変性し、運動機能が低下してしまうことが明らかにされている病気。４つの型があるといわれています）の遺伝子治療薬「ゾルゲンスマ」の国内での製造販売を了承し、保険適用することを発表しました。初めての治療薬ができたことは朗報で、１回の治療で済むということですが、米国での価格は2億円を超し、日本での保険薬価は1億５０００万円を超えるといわれ、ほとんどの治療費が保険から給付されることになるそうです。日本は10万人に一人の患者数だそうですが、あまりにも高額であるため懸念の声も上がっています。一般にこのような製薬企業に莫大な利益を生み出すに違いないと見える開発研究が優先されているようですが、それが許され続けたらどうなるのかという問題があります。

いずれにしても、相変わらず原因不明の病気が多いといっても、このように現状は大きく進歩しているのがわかります。しかし、同時に医療費の負担をどう解決するかということが、国民皆保険《かいほけん》の持続、平等な医療の確保の面から大きな問題を生み出していて、これとどう向き合っていくかが新たな現実的課題になりはじめています。解決のヒントは、原因不明の症状・病気が〝原因が多すぎて原因不明とされる〟という現実をまず見ることにあると思います。

3章　《食物アレルギー》の診断が難しいのはなぜか

アレルギーという言葉は、1906年に創られました。「変化した」、「作用あるいは能力」という二つの言葉が合成されたもので、「奇妙な反応」につけられた名称です。この当時のアレルギーとは、「普通の人には異常が起こらない物を食べ、物に触れ、物を吸入し、あるいは注射したときに、奇妙な反応を起こして病気になり、時には死亡する」などの現象のことで、非常にあいまいな「定義」でした。

特にそれが現象として明らかだったのは《食物アレルギー》でした。その専門家は主にアメリカの医師で、アレルギーを専門とする医師全体で見れば少数でした。しかし、当時すでに多くの原因不明の患者さんを診療していて、その原因が食物であることをほぼ例外なく突き止めて、「除去食療法」で治療することに成功して、次々と論文を発表していました。しかし、このときにはすでに「食物アレルギー」では免疫の関与が少ないことが明らかになっていて、そのメカニズムはほとんど解明できていませんでした。この少数派に対して多数派のヨーロッパの医師たちは、食物アレルギーへの取り組みが弱く、食物アレルギー以外で免疫学の研究に取り組んでいました。彼らが主に取り組んでいた花粉、ハウスダストなどの「アレルギー」では「抗原抗体反応」などの関わりが解明されはじめたのです。しかしながら治療ではまだ成果はあげられていませんでした。そこに両者の確執が生まれたようでした。それが多数派の「定義」の変更による少数派の締めつけという動きとして現れ、「定義」をめぐる論争が引き起こされることになったのでした。そしてあいまいなアレルギーの定義について、多数派が「抗原抗体反応を証明すること」という文言を加えることを、少数派の反対を押し切って決めたのです。それが起きたのは１９２５年（26ページ参照）のことでした。

その結果、新「定義」を認めなかったために少数派の《食物アレルギー》は学問的には「アレルギー」学から排除されることにもなって、学会において不利な扱いとなり、後継者が集まりにくくなり、優れた臨床医学であったにもかかわらず、その後衰退していくことになったのです。

多数派の「アレルギー」に取り組んでいた専門家は免疫学を発展させました。「アレルギー」と免疫の関わりの研究は、皮膚テストで陽性のときに膨疹《ぼうしん》が生じるメカニズムの研究から、１９６６年に石坂公成・照子夫妻によってIgE（61ページ参照）が発見され、免疫学の革命的ともいえる急速な進歩を遂げました。その後、抗アレルギー剤の開発が次々に行われることになったのです。そして《食物アレルギー》でも「除去食療法」が軽視されるようになり、抗アレルギー剤使用が中心になっていきました。

こうしてみると、「アレルギー」、免疫学の科学的な研究では、主流派・多数派の流れが大きな成果をあげていて、一方、非主流派・少数派の《食物アレルギー》の専門家は、臨床の場で原因不明の患者さんの症状・病気の治療に大きな成果をあげ続けて、《食物アレルギー》の診断と治療を確立したのでした。見方を変えれば、前者はミクロ的な科学研究で、後者はマクロ的な臨床研究で成果をあげていたことになると考えます。前者はその後、抗アレルギー剤の開発へとつながり、製薬企業は大きな利益を上げることになり、後者はコストのかからない「原因療法」を続け、患者さんの負担を小さくすることになり、効果の明確な臨床医学に貢献することになったと考えます。しかし、抗アレルギー剤など薬物の使用を増やそうとする大企業の戦略によって、後者は後継者の獲得が一層難しくなって、広くは普及できない状況に置かれることになっています。

1　食物アレルギーの症状・全体像についての認識の不一致

以上述べたように《食物アレルギー》（26ページ参照）と「食物アレルギー」では、同じアレルギーの患者さんの診療をしているとは思えないほどの違いが生まれてしまいました。それは、両者で一致できる診断、治療上の共通の基準を作ることは無理だといわなければならない状況だと感じます。どのような症状が見られるときに食物アレルギーを疑って、どのような診断のための検査をするかということも、したがって食物アレルギーの全体像についても話し合うことができないと感じます。一言でいうなら、少数派の《食物アレルギー》の専門家はすべての患者さんをその対象にすることが必要と考えますが、多数派には食物アレルギーの専門家はそもそも存在しているとはいえない状態で、いわゆるアレルギー性疾患を疑う患者さんだけを対象とするしかないのだと考えます。このように共通の基準ができなければ、さらにアレルギーを専門としない一般医にまで《食物アレルギー》の医学を広げることは困難です。

〈1〉「アレルギー」の定義変更後に増した困難

結局、《食物アレルギー》の患者さんはほとんどが学問的には「アレルギー」による病気とは認められなくなり、同時に《食物アレルギー》の専門家は、前述のように「アレルギー」医学の臨床医とは公認されなくなったのです。それでも《食物アレルギー》に取り組んでいた医師はそれまでどおり原因不明の患者さんの診療を続けることにしたのです。ですから、少数派、多数派のそれぞれの医師の、診ている患者さんの症状についての理解がかけ離れてしまうことがあっても、近づくことがないのは当然でした。もちろん、意思統一がなされることはありませんでした。繰り返しになりますが、このことが一般医師にまで《食物アレルギー》の医学を広げる機会を持てない原因の一つになったと感じています。

その結果、多くの医師が《食物アレルギー》という原因不明の多くの病気の原因を究明できる機会を持てないまま長い年月が経過することになったのです。臨床医学として患者さんには、大きな利益になる優れたものでも、医師にとっては今のままの医療制度では、生活を維持できないことになりかねないことが、この医学の普及を阻害しているともいえると思います。

また、いくら少数派である医師が有効な治療を行っても、食物だけで多くの病気の原因になるということが他の医師にも患者さんにも、すぐには信じてもらえないのは当然ですから、その普及は容易ではないのです。

こうして私が生まれる前に行われたアレルギーの「定義」の変更により困難を増していた《食物アレルギー》の医学を、それと知らずに50年後に継承していたのでした。

このように考えていて気がついたのです。この「アレルギーの定義」の変更の提案がなされたときに、すでに《食物アレルギー》医学の普及を阻止して、将来、医療・医学で大きな利潤を追求しようという力が働いていたのかもしれない、と。もし、「アレルギー」の定義の変更がなかったなら、《食物アレルギー》医学の状況は大きく異なっていて、医学全体が病気の原因の解明を進めやすい状況になっていたかもしれません。医学研究のテーマにも影響を与えて、その後の医学・医療の姿が少しは違っていたと思いたい。巨大になりすぎている医療費の一方で、医療機関の経営は赤字傾向が強まり、医療産業の利潤は莫大なものになっていて、その力が医学研究のテーマまでも支配していることを考えると、このような考えは全くの的外れでもないのかもしれません。このようなことを考えるのは、新型コロナ禍の中で論じられることが多くなっている資本主義の限界を示す事象の一つと思えるからです。

〈2〉原因が食物であることを確認する難しさ

公認されている「食物が原因である」ことを診断する方法は、アレルギーの新しい「定義」を主導して取り入れた多数派でも、それを受け入れられなかった少数派でも、後者の《食物アレルギー》の専門家たちが受け継いでいるローを中心とする先人たちが確立していた「食物除去試験」と「食物負荷試験」による診断法を最も信頼できるものとして、その結果が確定診断となっています。このことを重視すべきと考えます。「食物日誌」（59ページの【資料2】参照）などで原因食物に見当がついたら、その食物を患者さんの食事から1週間除去して（「食物除去試験」）症状が消失すれば、その後その食物をアナフィラキシーなどの危険に備えながら食べてもらい（「食物負荷試験」）、ランドルフが確認した症状が出現する可能性のある最大72時間は観察し、その間に症状が誘発されれば、その食物が原因と確定されることになります。

しかし、この試験をしながら感じていたことですが、「食物日誌」であれ、その他の観察からであれ、患者さん本人や家族、あるいは主治医などが症状の出現に気がついてはじめて、そのときの72時間前までに食べた食物を原因と疑い、「食物除去試験」をすることになるのですから、患者さんに症状の誘発があったことに誰かが気づかなければ、診断の手続きは始まらないことになります。その際、どのような症状があったときに、食物が原因と疑うかということに、多数派と少数派の専門医師の間に大きな違いがあることがまず問題になると考えます。しかし少数派の報告では（私の経験でも）、どんな症状に苦しめられている患者さんでも、食物が原因になっていることがほとんどだということですから、それを尊重してどのような症状でも食物を疑って確認することにしなければならないと考えます。

また、先述のように、「化学物質過敏症」は《食物アレルギー》と区別のできない症状を引き起こすものであり、「複合作用」を起こして《食物アレルギー》の症状を複雑にし、その後、イースト菌、電磁波なども「複合作用」に加わっていることが明らかになっています。さらに、単独では異常を起こさない食物によっても、多くの組み合わせによって「複合作用」を起こすことがあります。ですから特定の症状であっても、特定の食物だけに原因が限られるということを確認することは非常に難しくなっています。

診断を確定する検査を始める前に食べた物、そのときの大気中の花粉や汚染物質の質や量、天候などの環境条件によって、検査結果が変わる可能性があり、全面的に信頼できる結果を得ることが困難になっていると考えなければなりません。多くの環境の影響をなくすようにして、正確な結果を得るには、厳密な条件を整えなければならず、どこでも実施できるということにはなりません。再試験で確実に同じ結果が出せるようにするのは簡単なことではないと考えます。ですからアレルギーがあると診断されている園児や学童に「食物除去試験」と「食物負荷試験」を行って医師が注意書、指示書や食物指導書を発行しても、事故を完全に防ぐ保証にはならないことになるのです。先述したようにアナフィラキシーを起こす事故がなかなか減少しない原因もこのようなことにあると考えます。

【資料2】「食物日誌」について

これは毎日食べた物と、出現した、あるいは悪化した症状のすべてを、時間的な前後関係がはっきりわかるように、日時とともに記録するものです。

症状だけでなく周囲の状況で気になったこと、例えば症状の出た場所は、交差点、人ごみの中、バス・電車など、周囲の状況については、喫煙者の存在、気になった化粧品の臭《にお》い、新聞や週刊誌を広げた人の存在、農村で殺虫剤の噴霧なども、症状の欄に記入しておきます。

症状が出た場合、その前に最後に食べた物の中に原因食物が含まれていることが多いのですが、72時間まで症状が出る可能性があるとされていますから、発症前の最

図1　食物日誌

日　時	食べた物	日　時	出現・悪化した症状

後に食べた物の中に原因が見つからないなら、3日前の食べ物にまで遡《さかのぼ》って検討する必要も出てきます。遅くなればなるほどその間に食べた物が多くなるので、原因食物に見当をつけることは難しくなります。何回かの記録があれば、発症前に食べている回数が多い物ほど原因として疑わしいことになります。

ただ症状によって原因食物が違うことがありますが、原因食物が違っても同じ症状が出ることにも注意が必要です。気分の悪くなった臭いなども原因として疑う必要があります。その場合に確認のための「負荷試験」をするには、先に述べたようにその条件を整えるのは簡単なことではありません。

2 病気が「抗原抗体反応を介して起きている」ことの証明の難しさ

すでに述べたように、「食物アレルギー」の定義に、症状の原因として「抗原抗体反応を証明すること」(「免疫の関与」)が追加されたのは1925年でした。それまでは、ごく簡単にいえば、「普通の食物を食べて、身体に不都合な症状が生じた」なら、それだけで「食物アレルギー」と診断していました。現在、食物アレルギーの確定診断は前に触れたように「食物除去試験」と「食物負荷試験」が最も信頼されている検査であることに変わりはありませんが、この試験は「抗原抗体反応の関与」を証明するものではありませんから、この試験が確定診断に欠かせない、必要条件になっていること自体が、「アレルギーの定義」と矛盾していることになると感じます。これは食物アレルギーの臨床現場では、この「定義」を適用する必然性がないことを示していると思われます。この「定義」が真に科学的、学問的な必然性によって導入されたものではなく、《食物アレルギー》を「アレルギー学」から排除するために行われたものだという当時の婉曲《えんきょく》な指摘が的外れではなかったのではとも思えます。主流派の「アレルギー」専門医でも、臨床的には「定義」に適っている「食物アレルギー」と適っていない《食物アレルギー》の区別ができるとは思えないのです。

特にIgE RAST（アレルゲンに対するIgE抗体の存在を確認する検査。以下RASTと略す）が行われるようになっている現在は、RASTで陽性であればもちろん、抗原抗体反応が証明されたことになりますが、IgE（免疫グロブリンE）が皮膚テスト陽性で生じる膨疹《ぼうしん》に関わっていることが明らかになっていますから、皮膚テストで陽性であれば、それでも証明されたとみなせます。しかし、RASTでも皮膚テストでも陰性だと、他の検査によるその証明は簡単ではなく、その証明のためには、時間とコストが必要になりますが、治療上は必ずしもその必要はないのです。《食物アレルギー》でもかつてはこれらの検査が頻繁に行われていましたが、陽性になる患者さんはごく少なく、しかも陽性でも食べて問題のない患者さん、陰性でも食べて異常反応を起こす患者さんが少なからずいることで、診断方法としてはあまり役に立たないとみなされてきました。これは「食物除去試験」、「食物負荷試験」が重視されるようになった大きな理由ですが、この試験は前述したように「免疫反応」とは関係しないのですから証明にはなりません。

研究者には免疫が関係しているか否かは重要な問題であっても、患者さんの治療をする臨床医にとってはそうではありません。「除去試験」と「負荷試験」でも十分とはいえないことは述べたとおりであり、現在私は「オーリングテスト」（【資料３】参照）に基づいた診断のほうが、治療上でも有効な対応が確実にできていることを体験しています。《食物アレルギー》の臨床ではこの「定義」自体が必要ないと思います。また、《食物アレルギー》の専門家は１００年近く前から原因不明な難治性の患者さんの治療に、華々しい成果をあげていたことはすでに述べたとおりですが、その治療成果を「オーリングテスト」の導入で、一層確実なものにできていると確信しています。

「オーリングテスト」はアメリカで特許を与えられていて、導入、利用している医師たちはその結果に基づく診療で不都合な事象を経験してもいないのですから、日本の医学界がその有効性を独自に検討してでも公認すべきだと考えずにはいられません。

【資料3】《バイ・ディジタル O（オー）- リング テスト》について

はじめにこのテストについては大村恵昭博士の著書『図説 バイ・ディジタルO‐リングテ

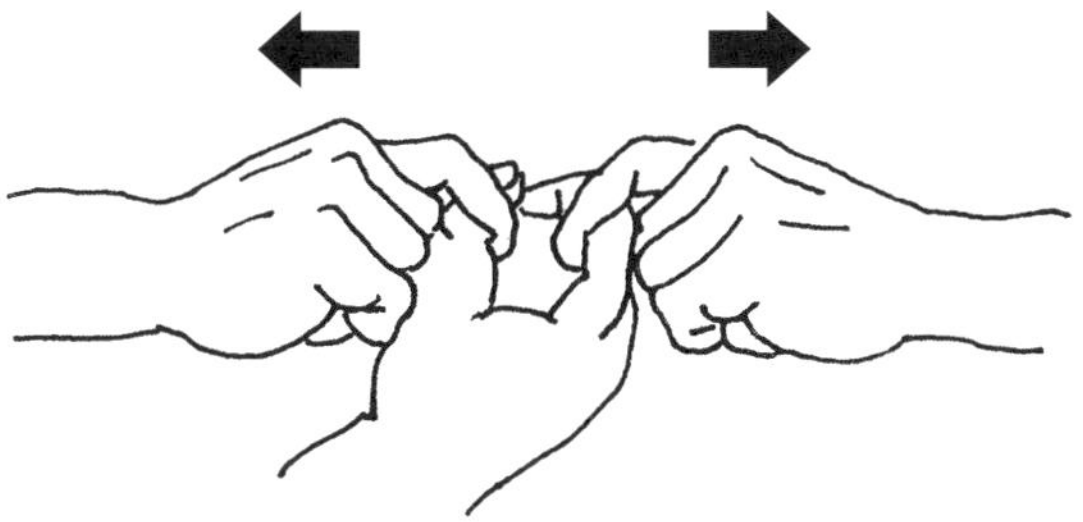

患者さんなどの被検者は利き手の親指と人差し指で輪（オーリング）を作り、この図にはないが、もう片方の手に調べるものをのせる（持つ）。医師などの検者が両方の手でやはりオーリングをつくり、被検者の輪に指をかけて両側に引く。
リングが開けば、持ったものは被検者に不適合、有害あるいは副作用があると判定される。リングが開かなければ、そのものは被検者のからだに無害、閉じる力が強くなれば有効、有益と判定される。

図２　オーリングテストの指の引き方

ストの実習』（医道の日本社、1986年）その他、あるいは「オーリングテスト」で検索してネットからの情報などで確かめることをお願いしておきます。このテストの原理、手技、検査するときの注意などがわかります。

バイ・ディジタル O-リング テスト（略して、「オーリングテスト」）は、被検者（患者さんなど）に利《き》き手（ここでは右手としておきます）の第1指（親指）と第2指（人差指）～第5指（小指）で輪（オーリング）を作らせて、それを全力で閉じてもらい、検者（医師など）が同様に両手の指で輪を作り、その輪を両側から患者さんの作った指の輪（オーリング）に引っかけて、それを開くように両方向へ全力で引っ張り、わずかに被検者の輪が開く力となるように（上の図参照）、検者と被検者の指を選んで、検査するときの指として使います。被検者の指の閉じる力は第2指が一番強く、第5指で一番弱くなるので、4本の中から適切な指を選ぶということです。まれに普通に検査すると間違った結果になる人がいます。被検者の「胸腺代表域《きょうせん》」（あとで説明します）を圧迫刺激したときに、オーリングに脱力（マイナス反応）が起きた場合は、テストで正しい結果となります。しかし、「胸腺代表域」の刺激で脱力が起きずプラスの反応の場合は、正しい結果は得られず、逆の反応になってしまうことが多いので、テストはできません。「胸腺代表域」のテストの代わりに、ほとんどの人がマイナス反応となるタバコを利き手でないほうの手に持たせて、利き手の指で作ったオーリングの力が抜ければ、ほぼ「オーリングテスト」は正しく行えます。実際の判定の基本は以下のとおりです（タバコを子どもでテストするときは、誤飲の危険があるので、後述のように大人が子どもを抱っこし、その大人の「オーリング」でテストしてください）。

ここでは仮に、利《き》き手を右手、利き手でないほうの手を左手として説明します。

① 被検者が左手に持った物質が、適合・有益であれば、右手のオーリングは閉鎖する力が増強（プラスの反応）となり、不適合・有害であれば脱力（マイナス反応）となります。

② どこの部位にも臓器にも異常がないときに、後に説明する「胸腺代表域」以外の部位を刺激しても、脱力は起きません。何らかの治療を要する症状や異常がある部位、あるいは自覚症状はなくても異常が隠れている臓器の「臓器代表点」を圧迫刺激したときは、右手のオーリングがマイナス反応（脱力）を起こします。

このとき前もってマイナス反応を示していた食物その他の物質（これを「F」とする）を左

手に持たせて、マイナス反応が消失してプラス反応に変われば、その症状や異常のあった部位または「臓器代表点」の臓器の異常の原因は「F」だという判定になります。

「F」の代わりに前もってプラス反応を示した薬物を持たせて、マイナス反応がプラスに変わった場合は、その薬物がその異常の治療に有効であるという判定になります。この場合はその薬の1回分の常用量で、プラスの変化が大きな薬ほど効力が強いことになります（薬物をいろいろ変えて検査をすれば効力の大きな薬を選ぶことができます）。

③　有効な薬でも過量になっていると脱力（マイナス）反応となって、その量では《有害》で副作用が出ることになります。

④　通常の適量ではマイナス反応を起こす薬があり、その量では副作用はなくても無効であって、量を減らすとプラス反応になって有効というものがあります。特にエリスロマイシンがそうで、適量より少なめのほうが効力が増すことが多いようです（抗生物質として細菌感染に有効な量と、エリスロマイシンの抗アレルギー作用としての有効量に差があるためと考えられます）。薬の代わりに後に述べる《転写治療水》を入れたコップやスプレーボトルを持たせると、その有効性が同様に判定できます。

これらは「オーリングテスト」の反応・効用のごく一部ですが、《食物アレルギー》の診療には非常に役に立つものです。手技は前述のように簡単で、慣れれば安定した判定ができるものです。ただしテキストでは検査をするときの環境条件などに原則的な厳しい注意が書かれていますが、1992年頃から実際にこのテストを使いはじめてみると、それほど条件を厳密に整えなくても判定に間違いが起こらないことが経験的にわかりました。

風邪症状、発熱、頭痛、肩こり、腹痛、下痢《げり》、関節痛などで、あるいはその他の原因不明の疾患でも、症状が出現あるいは急に悪化したときには、最後に食べた物を持たせて「オーリングテスト」をすると、多くの場合、脱力（マイナス反応）を起こす物が見つかります。そのときに症状のある部位を圧迫刺激して脱力（マイナス反応）になった状態で、そのマイナス反応を示した食物を持たせて、力が増すプラス反応に変わるものがあれば、それがその症状の原因ということになります。その食物をやめるなどの対策で治るのがほとんどです。特に原因不明の症状や病気では、圧倒的に食物（《アレルギー》など）が原因の場合が多く、感染症の場合は、原因が細菌であれば、有効な抗生物質を持たせれば、プラスの反応に変わることになります。原因がウイルスで、有効な抗ウイルス剤があるウイルスであれば、例えばインフルエンザならタミフルでプラスの反応になります。その他「オーリングテスト」では想定外のことを多く経験していますが、あとで述べることになります。

「オーリングテスト」をする前に、被検者の「胸腺《きょうせん》の代表域」を刺激して、「オーリングテスト」で脱力（マイナス反応）を起こすことを確認する必要があると大村博士のテキストに書いてありますので、ここで説明しておきます。

「胸腺代表域」（64ページ参照）は「胸骨柄《きょうこつへい》の外側で第一肋間腔《ろっかんくう》の鎖骨までの間に数珠《じゅず》のように

連なる左右各3か所」というのがわかりやすく、私は患者さんの右手ですぐにオーリングテストができるようにしておいて、患者さんの両側の第一肋間を、自分の左手の2本の指を開いて、左右同時に圧迫刺激して、その手を離すと同時に、すぐにテストをして、マイナス反応であることを確認してからテストを始めます（これが難しい場合は、64ページに記したように、タバコを使ってテストしてみてください）。

また臓器などへの刺激にはエボナイトのような絶縁体を使うように指示があります。しかし私はこれまで手指を使ってきましたが、判定に問題を起こしたことはありませんでした。

体には「臓器代表点」があり、臓器に異常があるとその代表点の圧迫刺激でマイナス反応となります。大村博士が示している臓器代表点は脳下垂体《のうかすいたい》、脳血管、心臓、肺、食道、胃、小腸、大腸、腎臓、肝臓、膀胱などその他非常に詳しく示されているので、詳細はテキストで確認しておくと診断に便利です。私は経験的に貧血その他の血液病は腸骨稜《ちょうこつりょう》（骨盤の左右の縁として触れる部分）、自律神経は後頭部のボンノクボ（＝盆の窪、少しくぼんだところ）が代表点だと考えて利用してきました。

なお被検者の頸椎《けいつい》にヘルニアなどの異常があると指の運動神経に影響が出て、指の筋力が低下して判定が正しくできないことがあるとのことです。納得のいかない結果が出たときには左右の手を替えて検査をし、それでも納得できないときに被検者と左手（利き手でないほうの手）を触れあった第三者の右手（利き手）の指で「オーリングテスト」をすればそれで判定が可能です。また乳幼児やその他の子どもでは、大人が抱っこした状態で、その大人の「オーリング」

を使って抱っこされている子のテストができます。

被検者が神経疾患、筋肉疾患などで指に力が正常に入らないとか、指示どおりに動かせない場合は、今述べた第三者に同じように手を借りればいいことになります。動物の場合も同様に動物の足を軽く握った第三者の指を借りて「オーリングテスト」ができます。その場合は検査するものを動物の背中などに乗せておくことになります。

症状・病気の原因が食物ではなく、化学物質・電磁波のこともありますが、その場合は化学物質を持たせ、電磁波では電源を入れたままのスマホなどを持たせ、あるいはパソコンなどの画面に手を触れて（危険な物は取り扱いに注意してください）、同様にテストすれば原因か否かが判定できます。その場合の治療については5章で述べることになります。

創始者の大村恵昭博士の経歴は、著書の『O－リングテスト入門』（河出書房新社、2009年）によれば、早稲田大学理工学部・横浜市立大学医学部卒、1959年に渡米。医学士（横浜市立大学）、工学士（早稲田大学）、医学博士（コロンビア大学）。ニューヨーク医科大学予防医学部教授（非常勤）、ニューヨーク心臓病研究所所長、ウクライナ国立キエフ医科大学ノンオーソドックス医学科教授などです。著書『図説　バイ・ディジタルO－リングテストの実習』（医道の日本社、1986年）は絶版ですが、その一部はネットで公開されていました。他にも著書、解説書がありますし、O－リングテスト（オーリングテスト）についてはネットの検索でもかなりの情報が得られます。

4章　「オーリングテスト」採用と診療の変化

私は、実際に退職の契機ともなった腰椎《ようつい》の手術で、足掛け5か月というはじめての長期休暇をとることになってしまい、このまま退職になるならそれまでに、患者さんが将来にわたって行える、安心できて効果が安定した治療法を考え出しておかなければならないと考えました。

安心でき、安定しているだけではなく、病気がひどくなったときには、それに合わせて誰でも効力を大きくしていけるもの、というのがもう一つ考えていた条件でした。《食物アレルギー》が原因不明の症状・病気の原因であることが非常に多いということを知った1971年から、患者さんと一緒に「除去食療法」を続けてきた自分自身も、悪化したときには対処できるものでなければならないと考えていたからです。

最近徐々に多くの患者さんの症状が強くなってきていると感じていたので、将来は悪化することを覚悟しておかなければならないと考えていました。

そこでこの長期の休みの間、それまでの経験をまとめて見直しました。それまでのいくつかの現象についての解釈の誤りを正し、「オーリングテスト」によって得られた物質の適合・不適合ないしは《有益性》と《有害性》という多くの判定結果の意味を吟味し直し、さらに学生時代に学んだ唯物弁証法の基本命題を思い出したことが重要なヒントになって、《転写治療水》のイメージを得ることになりました。

それは、長すぎることになったと感じる試行錯誤を繰り返して得た治療法で、効果が間違いなく認められた治療経験の蓄積の成果だといえます。

結論の前にその経験の概略をここで述べて、思いもしなかった結論に達した流れを再確認します。たどりついた《混合転写治療水》(５章)の効果が確かなものであることをわかりやすく伝えられることになると思うからです。

その間の診断、治療には、「オーリングテスト」を使いはじめる前と後では大きな変化がありましたから、その前後を分けて述べることにします。当時の記録を確認しながら書いているのですが、今見直すとあまりにも奇妙なことがあって、自分としてもよくもまあこのようなことを患者さんに指示できたものだと感じざるを得ないのです。しかしながらそのすべては「オーリングテスト」の判定に従って行ったことで、患者さんの症状に効果があったことは紛れもない事実です。

1　「オーリングテスト」採用まで

〈1〉「食物除去療法」の限界

近代医学における《食物アレルギー》の第一のパイオニアはアルバート・H・ローであり、このローの行っていた原因食物の診断の原則的な方法は、3章の1の〈2〉（57ページ〜）ですでに述べました。そこでローの診断方法が現在も原因食物の最も信頼できる確認方法とされていて、現在はそれでも原因食物を見落とす可能性を否定できないと指摘しておきましたが、当時も今も、公認された診断方法で、この方法より優れた方法はないと思います。

私は、このローの診断、治療法にならって、《食物アレルギー》の診療を、アレルギー科の研修を開始してそれほど経たないうちに、勤務する診療所で徐々に始めました。当時小児科での、3年間の研修を修了していたとはいえ、医師としてはまだまだ駆け出しのときでした。それでも、原因はわからず治療方法もどうしたらよいか判断できない患者さんに、まず食物日誌（59ページ参照）をつけてもらい、それで原因と疑える食物について「食物除去試験」を行ったのです。すると、ローの報告のとおり、患者さんの複雑ないくつかの症状が嘘のように改善消失したのです。しかし、その後「食物負荷試験」で症状の誘発を確認することはせず（それは患者さんには嫌われることでしたので）、そのまま観察をしていると改善状態が続くことがほとんどでした。そして1週間を過ぎる頃に、多くの患者さんが除去していたものを食べてしまい、意識しないで「食物負荷試験」をしたことになり、それで軽い症状が誘発されるのを確認できることがしばしばありました。

最初のうちは、自分も悩まされていた不定愁訴《ふていしゅうそ》が見られる患者さんの治療を主としていましたから、思ったとおりだと感じられ、何らかの症状の再発を起こす患者さんはいても、同じように食物の診断をしなおして、いくつかの食物の除去ですべての症状が改善していました。新米医師の私でもこのように治療ができたことでこの医学に自信が持てました。その後、不定愁訴を持つ成人の患者さんから、アトピー性皮膚炎、気管支喘息《ぜんそく》などのアレルギーの患者さんが多くなっていきました。喘息の場合でも「減感作療法」（現在の「免疫療法」）よりも効果がはっきり認められることがわかってきて、治療方法を切り替えることにもなりました。１９８０年代には口コミもあって、月に初診の患者さんが３００人、５００人と増えていき、それまでの地域の患者さんと入れ替わってしまうこともありました。１９８０年代末期から１９９０年代の初めには、マスコミにも注目されるようになり、五大紙にも取り上げられました。

しかし、10年15年と経過するうちに、アトピー性皮膚炎や気管支喘息がすっきり改善することが難しくなってきました。原因食物を除いても、その後次々に新たな食物のアレルギーが現れてきて再発を繰り返す子どもの患者さんが多くなり、「食物除去療法」の原則を守ることはできなくなっていきました。その原則というのは同じ食物は5日以上の間隔を置くようにする「5日回転法」で、同じ種類（科）の穀物、野菜、果物などはまとめて一種とみなして間隔を空けるというもので、アレルギーの治療だけでなく予防効果を期待した方法でした。

ローの提唱していた厳密な「食物除去療法」は不可能となり、子どもには「湿疹と仲良くなろうね」などと話しかけながら軟膏による治療に頼り、嫌う母親が少なくなかったステロイド軟膏も使わなければならなくなりました。また毎日何人かの喘息《ぜんそく》の患者さんには点滴治療をし、ステロイド剤の使用も避けられなくなっていきました。「食物除去療法」だけでは治療ができないことは期待はずれで私にはストレスになりましたが、それでも食事は主食を米以外にもアワ、キビ、ヒエ、イモ類など、使える物をすべて使って、一食ごとに変えるなどの工夫をしながら、少しでも原因食物を減らし、アレルギー反応を軽くするように努力したのです。特にステロイドを減らす努力もしました。その理由は、「はじめに」で述べたように、原因食物をとり続けていれば、私のように後になって原因不明とされる疲れやすさ、頭痛、肩こり、抑うつ、不定愁訴、その他全身どこにでも現れる筋肉痛や関節痛、うつ、癇癪《かんしゃく》、暴力（私は小・中学時代、よく喧嘩をしました）などの症状に悩まされることになりかねないと考えたことと、食物アレルギーの症状は体験的にも、薬による対症療法では十分な効果が期待できず、効いても一時的で、長い目で見たら今述べたような予後の発症を予防できないだろうと考えていたからです。特に私が《食物アレルギー》の医学と出会わず、適切な治療をできずにいたら、まともに仕事を続けることもできなかっただろうと思うことがしばしばあったからでもあります。しかもステロイドは副作用に注意が必要で、症状をおさえる効果が強くても、これで治ることはなく、使う量が多くなればそれだけその後の治療が難しくなることを恐れたからです。

「アレルギー」の症状は特に小児では、年齢とともに変わりながら継続する「アレルギーマーチ」があるとされていますが、この現象は成人では、多くの症状が入れ替わり立ち替わりで反復する形をとって起きていることを、自分自身でも患者さんでも体験し経験していました。【資料1】で示したように、多くの症状の原因が《食物アレルギー》としてすでに挙げられていたのですが、これらがしばしば交替しながら現れていたのです。年を追うごとに原因食物が増え、化学物質などとの「複合作用」が問題になり、これらに対処しなければならず、その治療は複雑になっていったのです。そして成人でも、「除去食療法」を行っても新たな原因が現れ続け、そのたびに「食物除去試験」をして新たに有効な「除去食療法」を続けなければなリませんでした。そのような対応を毎日しながら、この治療法に限界を感じるようになったのです。それでもこれに代わる治療法がないため続けなければなりませんでした。

また、アレルギーの原因はタンパク質だというので、タンパク質の消化を良くして、アミノ酸にまで消化されることを期待して消化剤を、腸からの異常な吸収を少しでも減らせればとビフィズス菌などの整腸剤のたぐいを、またビタミン類では文献報告を頼りにビオチン、ビタミンB2、B6、Cなど、試行錯誤しながら使用して、それぞれで効果をあげていきました。この過程において、消化剤、整腸剤、ビタミン剤などが、種類により、製薬会社の違いや剤形の違いなどによっては、副作用や《アレルギー》を起こすことを知りました。アトピー性皮膚炎ではステロイド軟膏を長く使用していた患者さんでは、皮膚の発赤、萎縮が起こり、「除去食療法」の効果が出にくくなることも経験で知ったのです。

〈2〉食物が病気の原因だという実感

しかしこのような治療の中で、特定の食物をやめるだけで改善した患者さんがやはりたくさんいたことから、「本当に食べ物が病気を起こしているのだ」と強く感じました。印象に残っている患者さん3人の例を紹介しておきます。

【1例目】60歳前の男性で、ひどい高血圧症を長年放置していて、頭痛が主訴の受診でした。初日は、皮膚を見ただけで大豆アレルギーに間違いないとわかったので、大豆製品をすべてやめるように指示をして帰宅としました。1週間後に届いた検査結果で、血清クレアチニン（Cr）が6を超えていて、腎透析の検討が必要になるレベルの腎機能障害になっていることがわかりました。すぐに専門病院に入院していただき、1か月あまりで退院。そのときCr値は3を超えていて、腎臓の専門医から5年以内に確実に腎透析になると申し送りをされました。しかし、その後も「大豆の除去」を続けて、Cr値は2台後半で経過し、時に外食をして大豆除去を守らなかったときには、そのあとで必ず検査のために来院していました。そして結果は必ずCr値が3台の半ばから後半に上昇していることを確認し、その後再び厳密な「大豆の除去食」に戻して、1～2週後の再検査ではほぼ前の値に戻るということを繰り返していたのです。そして結局その後20年以上透析を受けずに済みました。

ちょうどその頃、実験病理学者に、実験動物に毒物で腎障害を起こすと、その後腎臓にはある程度の再生を確認できるが、何らかの原因によって再生部が壊されてしまい、回復は起こらないことになるという講義を受けていました。

この患者さんでも動物実験と同様、腎臓の再生に妨害が起きていたとするなら、それは普通の大豆の《食物アレルギー》によって起きたもので、大豆が除かれただけで腎機能障害の進行が止まった可能性が示されたと考えました。この患者さんのCr値がこれ以上改善しなかった原因は、今考えると、大豆以外の《食物アレルギー》、あるいはその他の環境物質の《有害作用》との「複合作用」が原因だったのかもしれません。いずれにしても将来の原因不明の腎不全治療の可能性を示していると考えました。

【2例目】仲間たちと喫茶店で打ち合わせをしていると、突然意味の通じない話を始めるので、「お前、頭がおかしいぞ」と言われて来院した女子学生の例です。話を聞くと、議論を始めるとまもなく、ひどい頭痛がしてきて、自覚しないまま支離滅裂な発言を始めていたようです。他にも肩こりなど不定愁訴《ふていしゅうそ》がいろいろありました。《食物アレルギー》を疑い、問診により、ミルクを加えたコーヒーを飲んで、しばらくすると異常が起きることがわかりました。そこでコーヒーと牛乳を禁止しただけで、1週間後の来院時には異常な言動は消失していました。しかし、そのとき、診察を始めてまもなく、突然めそめそと泣き出したのです。診療所に着く前にみかんを食べていたことがわかり、そのみかんの禁止をするとその症状（情動失禁）は消失しました。

その後多くの食物で頭痛、倦怠感《けんたいかん》などの不定愁訴の誘発を繰り返し、そのたびに食物除去で改善し、やがて自己判断での食物対策で調整ができるようになって来院しなくなりました。あとで聞いたところでは、その後ほとんど食べられるものが無くなって、馬鈴薯だけを食べているということでしたが、再受診はありませんでした。

この患者さんの経験があって、精神疾患の原因として《食物アレルギー》が重要な因子になっていると確信し、患者さんの精神症状を観察しはじめることにもなったのでした。

【3例目】他の診療所に応援に行っていたときのことでした。リウマチ反応が陽性になっていて、すでに主治医によって関節リウマチと診断されていた40代の女性の患者さんです。当時関節リウマチは特効薬もなく、治療の難しい病気でした。自己免疫疾患とされていますが今もそれ以上の原因は不明です。食物との関係の問診と観察から、食物が原因なのではと疑いました。最初に確定した原因はサンマで、その除去で症状は消失したのですが、その後サバ、トマトでも関節炎を起こすことがわかって、これらも除去することになりました。

まもなくしてその患者さんが以前の主治医を受診したときに、そんなことが本当にあるのかと疑問を持たれ、その場でトマトを食べさせられたそうです。するとまもなく実際に膝関節が発赤し腫《は》れてきて、関節炎の誘発が確認されたため、その医師も驚いたそうです。こうしてサンマ、サバ、トマトがリウマチと診断されていた関節炎の原因として確認されました。

その後そのときまでに私が自分の勤務する診療所で治療していた9人の関節リウマチの患者

さんのカルテを改めて見直してみると、そのうち7人の患者さんは食物が原因と診断してあって、「除去食療法」が有効であったという記録を確認できました。

私自身も時折、膝関節の痛みがあり、学生時代に大学の整形外科で「いつまで子どもの病気にかかっているのだ」と、冗談だったのかもしれませんが言われ、「成長痛」だとされたのでした。その後しばしば両手首が腫《は》れて痛むことが続いた時期があり、症状を誘発する食物として肉類と米が最も原因になることが多かったのですが、症状が出ているときに検査をして、リウマチ因子が陽性になっていることを何回も確認できました。そして食事に気をつけて関節症状が長く消えているときに再検査をし、リウマチ因子が陰性になっていることを確認して、安心していたのです。これらの経験から自己免疫疾患には《食物アレルギー》を原因として起こるものがあるのではないかと疑うようになり、今もその仮説を否定できずにいます。2006年頃から線維筋痛《せんいきんつう》が「除去食療法」で改善する例を多数見てきましたが、その中に検査で自己抗体を認める例がしばしばありました。なお1985年頃に小児アレルギー学会で、「成長痛」の約7割は「食物アレルギー」が原因になっていることが報告されていました。

〈3〉「食物アレルギー懇話会」参加医師からの「オーリングテスト」の勧め

このように新たな食物等の《アレルギー》の出現を繰り返すままでは、治療は終わることがなく、この現実から抜け出す方法を探したいと切実に思うようになりました。それは《食物アレルギー》に取り組んでから約20数年が過ぎた頃で、「食物アレルギー懇話会」（「食物懇」）が組織されてから10年ほどが過ぎていました。この「食物懇」の仲間の何人かがすでに「オーリングテスト」を診療に取り入れていて、数年前からその採用を強く勧められていました。「オーリングテスト」という不思議な検査方法があることは「食物懇」で勧められる10年以上前に、近くの整体治療師との偶然の出会いがあって教えられていました。突然タバコを左手に持たされると、右手の親指と人差し指で作った輪を閉じて、その力の変化をテストされたのです。すると力が抜けてしまうことをはっきり自覚できたのです。人が自分に適合しないもの、身体に有害なものを持てば誰にでも同じことが起こるという説明でした。その後すぐにその創始者大村恵昭博士の著書（【資料3】62ページ参照）を購入して、その内容に関心を持ち、それが《食物アレルギー》の診療、特に原因食物の診断に役立つことにはすぐ気がついたのです。そして診療の中で試してみたいという思いはずっと続いていました。しかし、同じ医療法人で働く60人あまりの医師の中には《食物アレルギー》に取り組みはじめたときでさえ、無条件に「非科学的」だと、この医学に強い不信を持つ後輩が数人はいて、その批判は解消せずむしろ広がっていました。「オーリングテスト」については、ほのめかすだけでさらに強い反発を受け、その採用に二の足を踏んでいたのです。その後わかったことですが、《食物アレルギー》だけでなく「オーリングテスト」に対する無理解と反発は、一般の医師の間でも全国共通のもので、それはアレルギー学会でも同じでした。

しかし、この当時は患者さんのためにも自分のためにも、原因不明の症状・病気の診断と特に治療に関して何らかの突破口が必要で、「オーリングテスト」以外には当てがありませんでした。そして同僚たちの批判、反発を覚悟のうえで、《食物アレルギー》の「除去食療法」で感じている前述の限界の克服を期待して、この検査法を採用することに決めました。そしてその結果はこれから述べるように期待した以上の大きな成果を生み出すことになったのです。

2　新たな検査法「オーリングテスト」採用後

こうして1990年代半ば頃に、新たに、私にははじめての原理の検査法である「オーリングテスト」を採用して診療を始めると、次々にこれまでの検査方法ではとても知ることができなかった想定外の事実を多数知ることになったのです。「オーリングテスト」による判定結果は、それに基づく原因食物の除去、感染症に対する抗生剤の選択などの結果から、間違いのないことが確認できました。最後に到達した《転写治療水》（5章参照）も、「オーリングテスト」なしには誕生することはなかったのです。

まず、その「オーリングテスト」で知ることになった想定外の事実をまとめることから始めます。「オーリングテスト」については**【資料3】**（62ページ〜参照）で再確認してください。ただし、そこに記したことは《食物アレルギー》の診療を進めるうえで必要とした「オーリングテスト」の機能が中心であって、そのすべてではありません。他の関連する著書によれば、もっと大きな可能性を持つものだということがわかると思います。

〈1〉「オーリングテスト」で明らかになった想定外の事実

① 電子レンジ処理すると物の性質が変化する

電子レンジ処理すると（以下、患者さんに説明した表現、「《チン》する」と併記、もしくは単独で記すこともあります）、例外が少数ありますが（金属など電子レンジで使えない物については試していません。宝石も試していません）、食物、布、紙、その他の物質の性質が変化します。「オーリングテスト」で患者さんに《適合》の判定だった物は《不適合》に変わり、《不適合》だった物は《適合》に変わることが多くの物質での判定結果でした。わずかな例外は認められましたが、その性質が変化したことは、処理前に食べると症状が誘発された食物が、事後には食べても誘発されないという事実で確認できました。しかし、少数の例外の理由は不明のままとなっています。ただし、その結果が被検者によって異なっており、また変化することは確認できています。この事実を確認した当時には、電子レンジの普及が、《食物アレルギー》の患者さんが増えている要因の一つではないかと考えましたがその確認はできていません。

その典型例を紹介します。重症のアトピー性皮膚炎があり、しばしばそのひどい悪化や重症の喘息《ぜんそく》発作への転換あるいは併発のために入院を繰り返していた男子高校生がいました。すべての食物が合わない状態になっていると疑わざるを得ず、「オーリングテスト」でも、検査した食物がすべて《不適合》・《有害》を示す判定になったので、食物を電子レンジ処理（《チン》）しました。するとどれも《適合》の反応に変わり、すべてを電子レンジ処理してから食べることにしたら、アトピー性皮膚炎も喘息《ぜんそく》発作も消失し、治癒状態になったのです。その状態が数か月持続した後に受診が途絶え、残念ながらその後のことは確認できませんでしたが、少なくとも一定の期間は明確な効果を示したことは確かで、重要な事実だと考えています。

② 水にも適合・不適合・不適合があって病気の原因になる

水にも適合・不適合、有益・有害があり、《不適合》の水では《アレルギー》と区別のできない反応が患者さんに見られ、気管支喘息、アトピー性皮膚炎、その他の病気の悪化原因になっていました。ですから《適合》していなければ十分な治療効果が得られないことになります。「オーリングテスト」で見る限り水道水は《不適合》・《有害》の判定になる人がほとんどで、電子レンジ処理（《チン》）するとその状態が消失することがわかりました（ただしこの状態も変化するはずと考えます）。このことに気がついたあとの数年間は、天然水・ミネラルウォーターとして市販されていて、近所で手に入った「アルカリイオンの水」（キリン）、「南アルプスの天然水」（サントリー）、「富士山のバナジウム天然水」（アサヒ）、輸入品「Volvic」、電子レンジ処理した水道水の5種類から、《適合》と判定されるものを患者さんに使用してもらっていましたが、不思議なことに個々の患者さんに適合する水は常にこの中に一つだけあり、複数同時に適合する患者さんはいませんでした。しかも適合する水はしばしば交替を繰り返していました。そして経過とともに一つだけがすべての患者さんに適合するようになり、その一つが交替を繰り返すように変わったのでした。最近はこれらの天然水などを使っていませんが、水道水のテストをときどきするとあいかわらず《不適合》であることがほとんどです。なお、その後市販されていたこれらの4種以外の製品をいくつか手に入れてテストをしました。偶然かもしれませんが、この4種のどれかと同じ適合性を示すものばかりでした。

（今この現象がどういうことか改めて解釈すると、水も一つの物質として、常に同じ状態〈「相」〉にあるのではなく、常に変化していて、《有益作用》と《有害作用》のいずれかが優位にある「相」を繰り返していると思われます。表面から見てもわかりませんが、内部では何らかの変化、運動が起きていることを示していたと考えられます。）

③ 物質の《アレルギー》は固定したものではなく出没を繰り返す

どの患者さんでも《アレルギー》になった食物（物質）は、ずっとその状態が続くと考えられてきましたが、実際はそうではなく、《アレルギー》・《有害》・《不適合》になったり、《非アレルギー》・《有益》・《適合》に戻ったり、常に変化を繰り返していることが確認されました。その間隔はまちまちで、1日で変化することも、数か月安定していることもあるのです。要するに物質の身体に対する作用は、②で述べた水も同じことですが、《適合》・《有益》、《不適合》・《有害》にかかわらず、常に一定の状態を持続しているのではないのです。この事実が《食物アレルギー》の治療効果が安定せず、症状がいつも変化している原因の一つと考えました。病気には遺伝因子と環境因子が原因として関わっているとされていますから、すべての病人の状態がいつも変動しているのは当然ということになります。この現象が慢性の頑固な病気の原因になっているということをはっきり認識できたのは、２０１８年11月になってからのことでした。

④　風邪の初期症状の原因は多くが《食物アレルギー》である

風邪の症状を訴える患者さんでは、早期受診の場合は特にそうですが、「オーリングテスト」をすると、のどの痛み、咳、発熱などの初期の症状が出る前に食べた最後の食物の中に、それらの症状の原因がほぼ確実に見つかっていました。その食物をその後の2～3回の食事から除いておけば（午前中の受診ならその日の昼食と夕食から除く）、多くの患者さんは翌日には症状が消えて改善していて、咳止めや解熱剤を服用せずに済んでいました。何度かこのような経験を重ねた患者さんでは、風邪の症状が出ても、原因食物を診断するだけで薬の処方を求めなくなっていました。発症後、日が経ってからの受診の場合には、原因食物の診断はできても（テストをすれば発症当時に食べた食物に《有害》・《不適合》状態が続いていることが多い）、その食物を除去しただけでは効果はなく、「テスト」をすれば必ず有効な抗生物質が見つかって、それを処方すれば確実に治癒していました。

すなわち、早期の受診では原因と判定された食物の除去、遅れての受診の場合は原因食物の除去に加えて、有効とされた抗生物質の服用が必要でした。このような経験からウイルスが風邪の原因になることはほとんどないと考えるようになり、「風邪の原因は95％がウイルスである」という常識を信じられなくなっています。このようなときに咽喉《いんこう》などにウイルス感染が発見されたとしても、それは偶然にウイルスが見つかったということで、風邪の原因ではなかったのだと考えられ、実は「風邪の95％が《食物アレルギー》で始まる」のではないかと考えています。

「ウイルス原因説」は、風邪では原因となる細菌などの微生物が咽喉などから見つからないために、ウイルスが原因とされたということで、風邪患者から分離したウイルスの病原性を証明した研究・証拠に基づいたものではないと、国立感染症研究所の元研究者から伺いました。ただし、ウイルス説のエビデンスを確認している方がおいででしたら御一報をお願いいたします。

⑤ 写真でも現物同様の検査結果が得られる

はじめは食物の現物で「オーリングテスト」を行っていましたが、すぐ腐敗するので困っていたところ、まもなくして写真でもテストができることを先述の「食物アレルギー懇話会」の仲間であった皮膚科の医師M・Mさんに教えられました。以来、生協の商品一覧や広告の写真なども使ってテストをしてきました。その判定結果に基づいた「除去食療法」や抗生物質などの治療効果からも、写真による判定は実物での判定と一致した結果を得られていることが確認できたと考えています。人の写真でも病気の人の食物や薬などの《適合》・《有効性》、《不適合性》・《有害性》の判定ができ、その結果に基づいた治療効果も確認できています。レントゲン写真についても、患者さん本人に（場合によっては第三者に）、写っている異常陰影を左手の（利《き》き手でないほうの手。左利きの人は右手の）指で圧迫してもらい、右手（左利きの人は左手）で「オーリングテスト」をするとマイナス反応となり、その異常が細菌性肺炎であれば、有効な抗生物質を左手（利き手でないほうの手）に持ってもらうとプラスの反応に変わり（無効な薬ではプラスの判定は得られない）、実際にその薬が有効であることが何度も確認できています。メールで送られてきた患者さんの写真、レントゲン写真を印刷したもの、テレビからデジカメで撮って現像（プリント）した写真、新聞の写真、皮膚科の教科書にある皮膚病の写真などでも「テスト」が可能でした。実際に診療している患者さんの写真で、「テスト」の判定どおりの《食物除去療法》も、抗生物質治療も有効だったことが確認できています。しかしその他のあらゆる新聞やテレビからの写真、皮膚科の教科書の写真について、実際の治療で確かめることはできていません。

常識では信じられないこのような現象が起こる理由、メカニズムは全くの不明というしかなく、写真には被写体の性質も取り込まれるのだろうと思うだけです。科学でそのメカニズムを証明されることを期待するしかありませんが、それができないとすると、この事実が否定されたと判断するよりも、それが現在の科学の限界なのだと考えます（「オーリングテスト」の研究がさまざまな分野で進むことを願っています）。

⑥ 複数の物質の「複合作用」の有害無害の判定も容易にできる

個別の物質はもちろん、複数の物質（薬物、食物その他）のいかなる組み合わせでも、それが患者さんにとって、《有益》・《有効》か《有害》・《無効》かということが容易に即時的に確認できます（【資料3】62ページ〜参照）。一般的には個々の薬であっても患者さんに使用してはじめて、その効果も副作用も確認できることになるのが普通ですが、複数の薬の使用が多くなる中、それらの「複合作用」の安全性は重要と考えられていながら簡単には確認できないままで、事故があっても事後の究明も容易ではありません。このような医学上の重大問題に「オーリングテスト」なら事前に予防的に対応ができるのです。薬だけではなく食物その他との「複合作用」も含まれます。

事前であれば処方する薬すべてを左手（左利きの人は右手）に持たせて右手（左利きの人は左手）で「テスト」すれば、それだけで危険の有無を判定できるのです。事後であれば使用したすべての薬、前後に食べた食物との「複合作用」が疑わしいならそれも一緒にして、同様に「テスト」をすれば結果が得られます。その後、科学的検討で詳細を究明すればいいことになります。しかし、科学的な究明には時間もコストもかかります。「オーリングテスト」はコストも時間もかけずに、重大事故の予防が可能となると考えます。このようなことの診断を「科学的」に行うことは簡単ではないはずです。

ＨＰＶワクチン、コロナワクチンでも、副作用が問題になるのであれば、「オーリングテスト」で事前に判定しておけば重篤な副作用も予防できることになると考えます。この副作用の場合も、ワクチン自体の副作用だけでなく、接種前、接種後の食べ物、あるいは服用した薬、環境に存在した化学物質等、他の物質との「複合作用」による「副作用」についてもチェックできます。実際にインフルエンザワクチンでは、事前に「テスト」をしてきましたが、その結果米とワクチンの「複合作用」が一番の問題でした。午後の接種後、その日の夕食とできれば翌日の朝食から米を除くようにしてもらってからは、守った人は、接種部位のわずかな腫《は》れも発赤も、もちろん痛みも訴えることはありませんでした。予防注射でも薬でも、副作用なのか偶然なのか判然としないことが多く報じられますが、その解明に「オーリングテスト」が役立つと考えられます。

⑦ 薬の効果が時間とともに変化（無効化）することがある

抗血小板剤、胃薬、緩下剤《かんげざい》、鎮痛剤、鉄剤、降圧剤、高脂血症治療薬など、それぞれの薬に、同じ作用、効果が期待できるものが複数あります。患者さんによって効果、副作用はそれぞれであり、もちろんその判定も、「オーリングテスト」で簡単に即時的にできます。また、その判定結果が最初に《有益》、《有効》の判定（プラスの反応）であって効果ありとなれば、その効果は持続するものと患者さんも医師も考えると思います。しかし、その効果が変化せずに持続するとは限らず、時間の経過とともに《有効》なときと《無効》なときが交替を繰り返すものがあります。それは決してまれなことではありませんでした。

例を挙げると最も多く経験してきたのは、「血をサラサラにする薬」で、狭心症や脳梗塞《のうこうそく》で多く使われている低用量のアスピリン製剤（バイアスピリンとバファリン81）でした。一般的には同じアスピリン製剤ですから、効果は同じと考えられている薬です。しかし実際には両者が同時に有効な患者さんを経験したことはなく、しかもしばしばその有効な薬剤が入れ替わるのです。私自身が狭心症とふらつきで10年以上この薬の服用を続けていますが、長いときでも2～3か月程度、短いときは1週間で症状の悪化を自覚してきました。そのときに「オーリングテスト」をすると、そのとき飲んでいる例えばバイアスピリンは必ずマイナス反応で無効になっていることがわかり、バファリン81はプラスの反応に変わっていて、こちらに変更するとまもなく（1時間ほどで）症状は消えて、それまでのバイアスピリンと同じ効果が得られ、この交替を繰り返してきたのです。使用中の患者さんも皆同様で、経過中に薬剤の交換が必要になっていました。患者さんの場合は何日か症状が続いてからの受診となっています。自覚症状がなくて、これらの薬が無効になったことに気がつかなければ、脳梗塞、心筋梗塞などの致命的な事故につながることにもなりますから、問題は重大だと考えます。これまで製薬会社に伝え、インターネットでも送信しましたが、信じてもらえないようでした。またこれらのアスピリン製剤の有効性の臨床試験の成績が時に発表されてきましたが、その成績は有効率が50％を大きく超えることはほとんど無いという印象です。片方のアスピリン製剤を用いた試験だとすれば、その期間が長いほど、成績が有効率50％前後になるのは当然ということになるはずです。

その他の鉄剤（造血剤）では、フマル酸第一鉄（フェルム）とクエン酸第一鉄ナトリウム（フェロミア）でも同様で、頻度は少ないですが処方替えが必要になります。胃薬では同じH2受容体拮抗薬（胃潰瘍《いかいよう》治療薬）のラニチジン塩酸塩とシメチジンでも同様で、緩下剤でも鎮痛剤でも降圧剤でも、患者さんごとに有効なもの、無効なものがあり、個々人を「オーリングテスト」で検査してみると、製剤数の多いものでは、傾向として有効なものの比率が低いと感じます。そしていずれも、処方替えを繰り返します。飲むと胃に不快感がある、便秘する、胃がもたれる、食欲が低下するなど、好ましくない症状を起こす薬剤は、その人にとって《不適合》で（それは不適合食物でも同様です）、長期になるとよりひどい副作用をもたらす可能性が出てくると考えるようになりました。私は胃薬を併用していませんが、バファリン81、バイアスピリンで胃の不快を起こしたことはなく、「オーリングテスト」で《適合》と判定されている限り、その薬は副作用を起こすことはないと考えています。これらも②（「水にも適合・不適合があって病気の原因になる」82ページ〜）及び③（「物質の《アレルギー》は固定したものではなく出没を繰り返す」83ページ〜）に述べたことの一つと考えられますから、頻度はいろいろでも、多くの薬で見られる可能性があると思います。

⑧母親とその子、女系でつながる血縁者は同じ食物に《アレルギー》になっている

母親とその子どもは同じ食物で《アレルギー》《不適合》反応（マイナス反応）が見られましたが、子に病気があっても母親には問題ないことが多く、あっても子と同じことは少ないようです。この同じ食物へのマイナス反応は母子だけでなく、この母親と女系でつながる血縁者は同様でした。母親同士が姉妹で、お互いがいとこにあたる子どもたちでは、いつも同じ「食物除去療法」が有効でした。これから述べる《転写治療水》を使うようになってから、このこと

を問題として取り上げることがなくなって、気にしなくなっていますが、病状は違っていても女系でつながる血縁者の場合、何らかの症状のある方は、有効な治療方法は同じになっているケースが多いのではと考えられます。

⑨《食物アレルギー》の患者さんのすべてで原因食物がすべて同じになることがある？

数年前のある日、「オーリングテスト」をしたすべての患者さんで、不適合食物がすべて同一という判定となり、それらの食物除去がどの患者さんにも有効という結果が出たことがありました。以来その状態が続きましたが、2018年11月には、これも検査した限りでのことですが、すべての患者さんがすべての食物、その他の環境物質に《不適合》という判定になっていました。こうしたことはこれまでにも数回あって、いずれも短期で元に戻りました。食物が病気の原因になっているメカニズムが「アレルギー」であるなら、このような現象は常識的にはあり得ないことです。当時はそのメカニズムがどういうものなのか全くわからず、しかしこの事実に対する対処方法の工夫が、自分を含む患者さんの治療のために必要なことは確かでした。このようなことが起こる原因については究明が必要と考え、これまでの経験をまとめて見直すとともに考察を深めて導き出したものが、本書に述べる新しい《転写治療水》につながりました。詳細は後述します。結局この現象の解釈は、②（「水にも適合・不適合があって病気の原因になる」82ページ～）などについての現在の解釈と同じように説明できると考えました。

「オーリングテスト」を行って気がついた主要なことは以上ですが、長い間これらのことを前提として診療を続けてきました。これらの経験は「診療所」での外来という、狭い範囲の疾患の、診療数としても「病院」のようには決して多くはない経験ではありますが、「オーリングテスト」が大きな可能性を持つことは感じていただけると思います。

〈2〉「オーリングテスト」を治療に応用

① 米の《アレルギー》の意外な事実と「アレルギー」では説明困難な現象

「オーリングテスト」を始めると、前記〈1〉（81ページ〜）で述べたような「想定外の事実」が次々とわかってきました。ここではまず、まだ述べていなかった「米」の「想定外の事実」について、説明したいと思います。普通の品種の白米・玄米・分《ぶ》づき米の間でも適合性に差があり、そして、特殊な低アレルギー性の米「ゆきひかり」は、私が診た患者さんでは単独だと適合する人がほとんどなく、普通の白米と「ゆきひかり」の白米をブレンドすると適合することがありました。この場合、徐々にわかってきたことですが、その混合比率は厳密ではなく、5：5でも1：6でもその適合状態には変化が起こらず、かなり少量でも「ゆきひかり」をブレンドすると適合性が変化することが明らかになっていったのです。それは普通米の分づき米では3分づきと5分づきでは適合性に違いがあることと矛盾しているように感じました。それはそれとして、これらの米（普通の白米、玄米、分づき米、白米と「ゆきひかり」のブレンド米）の中に、どの患者さんにも一つだけ適合するものが見つかる状態がしばらく続きました。

その後まもなく全員が同じ一つだけの米に適合するように変わり、しかもその全患者さんが適合する一つが交替を繰り返すことになったのです。この「オーリングテスト」での判定結果は、患者さんに見られた治療結果から、誤っていないことは明らかでした。〈1〉の②に述べた水の場合と同様の現象ですが、このような微妙で複雑なことが「オーリングテスト」ではすぐにわかるのです。しかしなぜこのような現象が起こるのかその理由については、当時全く説明できませんでした。現在、それが説明可能になったと思えるのは、〈1〉の②「水にも適合・不適合があって病気の原因になる」と③「物質の《アレルギー》は固定したものではなく出没を繰り返す」に述べた解釈が当てはまると考えるからです。

ちなみに「ゆきひかり」という米はもともと北海道産で、「低アレルギー米」として使われていたものです。成分上は旨味のタンパクに欠けていることが特徴だそうです。一般的にはそのまま「アレルギー」の患者さんに使われてきたようです。

「オーリングテスト」を使うようになっても、患者さんが新しい食物に《アレルギー》を起こすことに変わりはありませんでしたが、このテストのおかげで「食物除去試験」を行う必要がなくなって、簡単に対応できるようになり、それは大きな変化であり進歩だと思いました。しかし、治療が無限に続くことになるという見通しは同じでした。ただこの「テスト」で検査を続けているうちに、先述のように一度《アレルギー》になるとその食物の《アレルギー》はその後ずっと持続するという考え方は誤りであることがわかってきたのです。その考え方は単なる思い込みで、どの食べ物でも《アレルギー》になると除去していましたが、いつの間にか再び食べられるようになっていることがはっきりしてきて、それを繰り返すことが日常的な現象だということが明らかになっていったのです。

白米の《アレルギー》で玄米を食べていた人がやがて玄米の《アレルギー》になって、今度は白米と「ゆきひかり（白米）」のブレンド米に《適合》したので、これを食べ続けていたら、そのうちにこれにも《アレルギー》になり、再び白米が食べられるようになっているということが現実に起きていたのです。このようなことはどの食物についても日常的に起こる普遍的なことだということが明らかになってきました。さらにこのテストでは1種類の食物だけのことではなく、個々には《アレルギー》になっていない食物でも、2種類、3種類を同時摂取すると《アレルギー》になる場合が確認できるようになって、その場合も組み合わせが変わる等の同様の現象が起きていることを確認できました。

そのような単独、複数の食物の《アレルギー》をすべて考慮した食べ方を、毎回の診療ですべての患者さんに指示することが必要になりました。そしてその指示の内容が最初はそれぞれの患者さんに別々にあったのですが、先述のように、ある時期、「オーリングテスト」ですべての患者さんで異常を起こす食物が、組み合わせまですべてにおいて同一の判定となり、もちろんそれらの同一の食物に対策をとればすべての患者さんで改善することが確認され、その診断に間違いのないことが認められました。それは治療を続けていた患者さんに限らず、初診の患者さんでも同じであり、年齢も性別も問わずにすべての患者さんでそうなったのです。

《食物アレルギー》と診断されていて、それぞれに特徴的な原因食物を探し出して、その除去による治療で改善していた事実は、まぎれもなく「アレルギー」に対する治療としては当然のことでしたが、すべての患者さんで原因食物が同じだということになると、多数派、少数派どちらのアレルギーの定義から見ても、この現象はアレルギーとみなすわけにはいかないことになったのです。しかもその原因食物の内容が頻繁に変化することは同じで、やがて変化の頻度は1週間に1回以上になってしまい、患者さんの受診頻度を4週から6週の間隔にしていたのでは、適切な治療をすることがとてもできなくなってしまったのです。

このような患者さんでアレルギーを原因とすることは不適切ということになり、「アレルギー」の定義にある「抗原抗体反応」がメカニズムと考えることは困難になりました。メカニズムは不明ということになります。ですからとりあえずということですが、その原因を食物の《有害作用》と呼ぶことにして、食物以外の物質による《アレルギー》とされてきた現象についても、同様の現象が起きていることが確認できたらその物質の《有害作用》とすることにします。なお、《　》付きの《アレルギー》はこの先も《有害作用》と同じ意味で使用することにしたいと思います。

② 最初の治療用《転写水》（《チャポ水》）の発見

一方で、次の3点について再確認し、また新たに知ることになりました。

まず1点目は《尿療法》のことです。自分の尿は風邪でも肝炎でも、気管支炎でも、その他の多くの病気、症状に効果のあることが古くから知られていて、広くは知られてはいないようですが、現在も一部の医師その他によって利用されており、原因不明で難治性の病気にも有効とされています。尿をそのまま飲み、あるいは皮膚病では皮膚に塗れば効果が見られるということです。太平洋戦争の末期には、日本の傷病兵には薬も消毒薬もなくなっていて、入院しても実際には治療が全くされない状況に置かれていたそうです。そのような中で、尿療法の知識があった軍医がそれらの兵隊にこの治療を試みて効果をあげていたということが伝えられています。淋病《りんびょう》で膿尿になっている兵士にもその尿を飲ませて有効だったそうです。最近『尿療法バイブル』（マーサ・クリスティ著・佐藤雅彦訳、論創社、２００４年）を手に入れましたが、この本で著者は多くの医師がその有効なことを認めていると述べ、「尿は人類がこれまでに出会ったなかで、最も強力な天然薬物のひとつである」ことが、現代医学でも証明されていると記しています。また多くの難病が自分の尿を飲むだけで改善した体験記も載っています。副作用のことは触れられていません。

私もかつて風邪症状が出たときに、早朝の尿をそのまま飲んで試してみましたが、すぐに咽《いん》喉《こう》のムズムズが消えたことは印象的でした。今回、腰椎《ようつい》の手術でチタン合金が腰椎に固定され１年半を過ぎた頃にひどいじんましんが出て、約３週間、日に何度もじんましんの出没を繰り返しました。チタン製の眼鏡があったので、それで「オーリングテスト」をすると原因はチタンと判定され、《チタンアレルギー》と判断しました。そこで使用中に目じりに軽い湿疹が出ることもあったそのチタン製の眼鏡を使って、あとで述べる方法で《転写水》を作り、すでに毎日自分の《食物アレルギー》の治療に使っていた《転写水》にまぜて、飲食物に吹きかけるようにしたところ、3日目にじんましんの軽減を感じるようになり、7日目にはほぼ出現しなくなりました。しかし、その頃から新たに左肩周辺と腰回りに痛みを感じるようになっていたことが気になり、試しに早朝尿を約150㎖飲用したところ、期待に反して初日から、以前にもアレルギーの症状として経験していた下腿《かたい》の浮腫《ふしゅ》、血圧の上昇が連日見られるようになり、さらに便通が悪くなったので、尿の飲用が原因ではないかと疑い6日目に中止しました。すると翌日にはこれらの症状がすべて消えたのです。確実とはいえませんが、尿が原因となっていた可能性は否定できず、尿療法にも副作用があるのではないかと疑いを持ちました。ただし尿の《転写水》が有効なことは確認しているし、副作用がないことも確かでした。

なお、ウロキナーゼ（血栓《けっせん》溶解剤）、エリスロポイエチン（貧血治療薬）、ミリモスチム（白血病治療薬）などが尿から作られています（いました）。それらの薬の有効成分が尿に含まれているということが今は証明されています。含有量があまりにも微量のために原料とはならなかった成分を含めれば、他にも多数の有効成分が含まれていることも明らかになっています。

2点目は《水の記憶》のことで、『水の記憶が病気を治す!!』（増田寿男著、メタモル出版、1993年）を手に入れました。この本には、物質の性質、作用を水に《転写》する「情報水転写機」（増田氏開発）が作られていて、増田氏はその器械で尿の持つ効力を水に《転写》し、その《情報水》を希望者に提供し（増田氏は医師ではなかった）、その服用によって《尿療法》と同様にアトピー性皮膚炎、肝硬変、高血圧症併発の糖尿病、関節リウマチなどの人に効果が見られたと記しています。

増田氏は、人間の体は「生命磁場」を持ち、尿には弱いながらも磁気情報としてその生命磁場の情報が含まれていて、その尿の情報を「情報水転写機」を使って水に《転写》して《情報水》を作っていたのであり、情報の本体は磁性体である水に《転写》された「磁気」だと説明しています。このような《情報水》を高価な器械を使わずに作る方法がないものかと考えることになりました。

3点目は「半透膜」の機能の再確認と《転写水》のことです。水溶液の性質の一部は、「半透膜」を介して普通の水に透過、転移する（《転写》される）という学校で教えられた機能のことです。これを思い出して「半透膜」の考えが役に立つかもしれないと無意識に思っていたのかもしれません。

「オーリングテスト」のときに食物などを入れて使っていた100円ショップで購入したポリエチレン製のチャック付き収納袋（「袋」と略す）に、私自身が《アレルギー》を起こしていた食物を入れてテストをしていたときのことです。その食物を「袋」に入れたままコップの水道水に「チャポチャポ」と浸して、その水道水を「オーリングテスト」で検査すると、いつもはマイナスの反応になる水道水が（82ページ参照）、プラスの反応に変わっていたのです。そのプラスになった水道水を「袋」の中の《アレルギー》になっていたはずの食物に吹きかけると、「オーリングテスト」でやはりプラスの反応に変わりました。そこで食物の《アレルギー》が消えているると判断できたので食べてみたのですが、結果、何の異常も起きませんでした。「オーリングテスト」の結果に示されたとおりに水道水に《アレルギー》を抑制する力が生じていたのです。その理由については、《アレルギー》を起こす《不適合》で《有害》な物を「袋」に入れていたので、その有害性を抑制する性質が水に生じたに違いないと考えました。そこで《アレルギー》になっているその他の食物で水道水に同様の操作を加え、その水道水をそのときの《アレルギー》で《有害》になっている食物に吹きかけて「オーリングテスト」をすると、間違いなくすべてプラスの反応になったので、それらをすべて食べてみたのです。結果、すべてが同じように何の異常も起こしませんでした。こうして《アレルギー》になっている食物を「袋」に入れて水道水に浸せば、それらの食物の《アレルギー》、《有害作用》を抑制する力が水道水に生じることは間違いないことがはっきりしました。そのメカニズムについて、「袋」に「半透膜」様《よう》の性質があったからではないかと考えるようになったのです。

先述のように増田寿男氏は《尿の転写水》（《情報水》）の効力の本体は磁性体である水に《転写》された「磁気」だと説明していますが、それと同様で、「袋」に入れた物質から、その「袋」を介して水道水に生まれた力、《アレルギー》を抑制する作用も、その本体は、磁性体である水に食物その他の物質の持つ電磁的な力が移行した（《転写された》）「磁気」なのだろうと考えました。そしてまもなく気がついたのは、このことに間違いがなければ、その《転写水》の効力は希釈しても加熱しても変化せずに維持されるに違いないということでした。そしてこのことはすぐに確認できたのです。

こうして無限に続けるしかないと思っていた《アレルギー》の治療に、それを克服できる新しい可能性が見えてきたと感じたのです。この《アレルギー》になる食物の《有害作用》をおさえる力を持つ《水》(《転写水》)に、とりあえず患者さんにわかりやすく説明したいと考えて《チャポ水》と名づけ、治療に使うことにしました。

具体的にはすべての患者さんが同時に《アレルギー》になっている食物のすべてを材料として《チャポ水》(《転写水》)を作り、それを《アレルギー》になっているすべての食べ物、飲み物に噴霧あるいは添加することにしたのです。

そして「オーリングテスト」をすると、マイナス反応が確認できていたそれらの飲食物はすべてプラスの反応に変わっていて、《アレルギー》などの《有害作用》がすべて抑制されていると判定されたのです。

そこで、患者さんには私が作った《チャポ水》を受診のたびに分けることにしました。患者さんが持参したスプレーボトルに水道水を入れ、そこに作っておいた《チャポ水》を2~3回吹き入れるだけで、同じ効力を持つ《チャポ水》に変わっていることがわかっていたので、それを渡せばよかったのです。私自身が《食物アレルギー》の患者の一人でしたから、私は毎日点検して新たな《アレルギー》になっている食物を加えて《チャポ水》を作っていましたし、《アレルギー》になっている食物は、その頃、すべての患者さんで同じになっていたので、このような方法がとれたのです。時には診察をしたときにはじめて《アレルギー》になっている食物が見つかることがあり、その食物の《チャポ水》は患者さん自身で作って追加してもらいました。また、《チャポ水》が減ったときは、水道水で希釈しても効力は変わらないはずなので、水道水を足せばよかったのです。さらに過熱しても効力が低下しないのでときどきは煮沸消毒をするよう勧めていました。

ところが、こうしたことをしても、受診のたびに前回渡した《チャポ水》の効力が低下していました。そして、新たな食物の《アレルギー》が見つかっていて、新しい食物の《チャポ水》を作り続けなければならないのでした。1週間後には症状の悪化を訴えて受診する患者さんもいたのです。その新しく《アレルギー》になっている食物は、私にはほぼ前日までに確認できていましたから、私の持参する《チャポ水》で効力は補われていました。

その効力低下の原因については、最初は単純にその新たな食物の《アレルギー》の出現だけだと考えていました。

③《チャポ水》(《転写水》)の効果の複雑な変化

まもなく《チャポ水》(《転写水》)を使っても食べられない物が現れてきて、その理由がわからないまま、その数が増えていきました。それは2015年に入った頃でした。そしてその数が急速に増え、そのために食物の確保が困難になるほど多くなりました。このときもすべての患者さんで《アレルギー》になって食べられない食物は同じであり、しかも1種類なら食べられても、2種類、3種類が一緒になると食べられなくなる組み合わせが現れてきたのです。またいったん食べられなくなった組み合わせでも再び食べられるようになるケースも出てきました。それは《アレルギー》で食べられなくなった個々の食物で以前にも見られた現象と同じでした。

２０１６年の半ばになって《チャポ水》（《転写水》）に、少しですが他のものと反応が違うと感じたコーヒー・ココア、そして昆布、ゴーヤ、生姜を（消毒のために煮沸して）加えると、「オーリングテスト」でその効力が増すことに気がつきました。同様の効果を示す食物はその後増加し続けて、《チャポ水》よりもいくつもの食物を混ぜて消毒をしただけの「煮汁」の効力のほうが大きくなっていたのです。この煮汁に《食物混合水》と名づけて《チャポ水》に替えて使うようになりました。同じときに布や紙がすべての患者さんに《不適合》、《有害》になっていて、湿疹などの原因になっていることにも気づきました。そして《チャポ水》を衣類やティッシュペーパーに噴霧するとその《有害作用》がおさえられることがわかって、《チャポ水》は使い方を変えて使用することになりました。まもなくこの《食物混合水》に《チャポ水》を混ぜると効力が増すことがわかり、これを《新食物混合水》として《食物混合水》に替えることにしました。すると不思議としかいいようがないのですが、すべての食物の《アレルギー》、《有害作用》がおさえられて患者さんは何でも食べられるようになったのです。

これらの現象も「オーリングテスト」の判定に従っていただけで、経験的に働いた勘のようなものもあったかもしれませんが、偶然にこうなったということで、その理由の説明はできていません。いずれにしても久しぶりに食物の除去をしなくても済むことになりホッとしたのです。ここに至るまでに省略した細かい変化がありましたが、さらに７か月が経過する頃にはこの効果が得られなくなって、改めてこれまで行ってきたことも振り返りながら、急いで「オーリングテスト」で全面的に再検討をして、当面の治療方法を探すことになりました。以下がその結果でした。それは２０１７年７月のことでした。それはどうしてか二つの方法になっていました。

その新しい治療法の一つめは、米は６：１：１に混ぜた〈普通の白米６、普通の玄米１、「ゆきひかり（白米）」１の割合で混ぜた〉ブレンド米を食べ（経過中に米の混合比は厳密なものでなくてもよく、白米にわずかな玄米と「ゆきひかり」の白米を混ぜればよいことが判明）、その他の食物は肉も魚も野菜も果物も油も調味料もすべて、数秒のごく短時間、電子レンジ処理《チン》した物としていない物を半々で混ぜ合わせたものを食べるようにするもので、比較的軽症の患者さんはこれで効果がありました。

二つめの方法は次のように作った《食物混合転写水》を吹きかけるというものでした。

材料は下記の食物で、これらの中から「オーリングテスト」でマイナス反応の強い物、普段食べることが多い物を優先的に選び、二つに分けて電子レンジ処理《チン》した物としていない物をペアで準備します。

その材料は、最初は白米、「ゆきひかり（白米）」、玄米、うどん、パスタ、そば、肉類、貝類、色の濃い魚（マグロ赤身、カツオ、鮭、サーモン）、玉ネギ、ニンニク、長ネギ、人参、オクラ、コーン、ポテト、生姜、たけのこ、大豆・黒豆など豆類、キノコ類、昆布、緑茶、コーヒー、ココア、砂糖（キビとてんさい）、ナッツ類、果物でした。これらの量の目安は適当でいいのですが、参考までに示すなら、準備した食物のペアを合わせた量として、穀物の粒は30～40粒くらい、乾麺は1本、肉魚は親指の頭大、昆布4㎝四方、茶葉・コーヒー粉、細粒・液体などは小さじ一杯、大豆など4粒程度というものでした。

まず《チャポ水》（《転写水》）を作るには、ペアで揃《そろ》えた食物のうち電子レンジ処理《チン》していないほうの材料を、ポリエチレン製の収納袋（「袋」と略す）に、単独あるいは何種類かを混ぜて入れ、コップなどに入った水道水に2～3秒浸します。そのときすべての材料が一部だけでも「袋」を介して外側の水道水と接するようになっていれば、水道水が瞬時に「袋」に入っている材料（食物）すべての《転写水》になっています。ただし、「ゆきひかり」、大豆、ブロッコリー、シソ、セロリを材料に含めると《転写水》の効力が消えることが途中からわかったのでこれらを除いていました。

《食物混合転写水》を作って使用するには、まず出来上がったこの《転写水》を入れても無効にならない材質の器（ホット用のペットボトル、ポリプロピレンまたはポリエチレンテレフタレート製のスプレーボトル、ステンレスのやかんなど）を用意します。そして、《転写水》少量を加えた水道水400～500ccと、ペアで揃《そろ》えた電子レンジ処理《チン》してあるほうの材料のすべてをやかんに入れて、消毒のため10分間煮沸したら、あとは冷めたらホット用のペットボトルに移して出来上がりです。それを、前記した材質のスプレーボトルに入れて使用し、残りは冷蔵庫で保存としていました（保存したものはその後、実際には使うことがなく、効力切れで役に立たなかったと記憶しています）。《転写水》は薄めても効力はその時点では低下しませんでしたが、この《混合水》は薄めると効果が落ちるので注意が必要でした。

症状や反応の弱い患者さんは一つめのやり方で効果がありましたが、効果不足の患者さんでは《食物混合転写水》を口にする物すべてに吹きかけてはじめて効果が十分となりました。この《転写水》の材料に含まれていない物を食べて症状が出たときには、その食物で《転写水》を作って加えると効力が増しました。

その後2か月足らずで、米には少量の「ゆきひかり」の玄米（白米ではなく）と黒豆を1粒加えて炊くといいことがわかりました。また当初、《チャポ水》（《転写水》）の材料にいくらかの変更がありましたが、その後は大きな変化が起こらなくなり、わずかな修正だけで治療効果を持続することができました。

しかし、２０１８年６月末に、私が腰痛と坐骨神経痛で腰椎《ようつい》の手術が必要になり、同年7月にいったん退院後、1回だけ診察をしましたが、激痛の再発で再手術となって、病休は4か月余りとなり、復帰は11月5日になってしまいました。そして、この日に受診した患者さん全員の症状が、これまでに経験したことのない悪化を示していたのです。

予想以上に長期になった入院。体調によってはいつ退職になるかわからない状態にありました。その入院中も退院後も、退職がいつになったとしても、その後の患者さんに責任を持てるような治療方法を実現しておきたいと考えていました。

この章で述べたように、いろいろ説明不可能な奇妙としかいいようのないことが経過中に起きていたと今、改めて感じているのですが、その奇妙なものはそれぞれに有効だったのです。そして、説明が可能で効果を確実に認められたものは《チャポ水》（《転写水》）だというのが自分の出した結論でした。しかしながら新たな食物が次々に《アレルギー》を起こして効力が低下し、それに頻繁に対応しなければならない問題は残っていて、その解決が可能かどうかはまだわかっていませんでした。しかも望んでいたことは、誰もが自力で効力を高められる治療方法で、患者さんの症状がより重くなったときでも、自力でそれに対応して効力の増強ができる仕組みを持つ方法にしたいということでした。それはここ数年、《アレルギー》を原因とする病気への、食物や化学物質、電磁波、環境物質などの影響が大きくなって、病気の重症化が進んでいると感じていたからです。自力で対応する方法がなければ、将来、重症化が起きたときの役には立たないことになり、それでは患者さんに責任を持つことにはならないし、この先の自分自身の体調もおぼつかないことになってしまうと考えたのです。考えてみればあまりにも無謀と思われる課題設定で、無責任な高望みと思われても仕方のないものでした。しかし、これまで「アレルギー」の臨床の基礎を研修しただけで、あとは先人の論文を頼りに、それぞれの患者さんに現れる現象に向き合い思いつく限りの対応をして、その都度、確実に有効な治療を継続してこられたのです。その経験があれば、この課題に対応する方法も実現できるはずだという自信が気持ちのどこかにあったように思います。課題の解決には医師になってはじめての長期の病休という自由時間が役に立ったのでした。

5章　《転写治療水》の治療…求めていた治療法をついに実現

4章で触れたように、私の入院中に患者さんすべての病状が悪化したのを受けて、復帰後ただちに行ったのは、「オーリングテスト」（【資料3】62ページ〜参照）による食物その他の環境物質に対する患者さんの適合状態の再確認でした。受診したすべての患者さんに、いつものとおりに手元にある食物と食物の写真及び身の回りにあった衣類、ガーゼ、ティッシュペーパー、食物の印刷物、ホルマリン（壁紙の接着剤など）、紙おむつ、スマホその他を使った「テスト」を行い、その《アレルギー》（《不適合》、《有害作用》）の有無を確認しました。その結果、全員がほぼすべての物質にマイナス反応を示し、すべての物質が《有害作用》を示し、《アレルギー》、《不適合》になっていることが判明しました。さらにそれらの物質と患者さんの示す症状との関係については、やはり「オーリングテスト」で調べると、それら《アレルギー》だと判定したすべての物質が、すべての患者さんの症状の原因になっているという結果になりました。その因果関係は、同じ物が複数の異なる症状や異常の原因となっていて、また同時に、複数の物が同じ症状や異常の原因になっていたのでした。因果関係が一症状一原因、一原因一症状ということはありませんでした。さらに、個々の物質が単独で一人の患者さんのすべての症状の原因になっているということもありませんでした。このとき手元にあった物で《アレルギー》や《不適合》とならなかったのは、革のカバンと、ポリエチレン製の収納袋だけでした。

この結果は、ほぼ無数といえる食物その他の環境物質が、患者さんたちの訴えるあらゆる症状や病気の原因の一部になっている可能性を示していると考えられました。これによって、これほど多くの物質が原因になる理由は何か、その多数の原因に有効な治療法があるのだろうか、これまで試行錯誤を重ねた経験の中に、その答えが隠れているのだろうか、という問いが浮かびました。結論を出すのには4か月余りの病体の間に考え続けていた次に述べることが役に立ちました。

また、その現象は、この時点ではあらゆる物質に普遍的なことであると考えられましたが、《食物アレルギー》に取り組みはじめたときには気づいていなかったことであり、先人たちの報告もこのようなことには触れていませんでした。ですからいつの時代にもあったのかもしれませんが、時代とともに環境が急速に変化し、その影響もあって生体の機能にもそれに劣らない変化が起こり、患者さんたちの症状・病気の中にはっきりとした形で、それも「オーリングテスト」があったからこそ、見えてくることになった現象ではないかという考えに至りました。

1　過去の治療方法の限界を乗り越えて

前章までに述べてきた中に、前記の問いに応える治療法を作り上げるうえでの重要なヒントをいくつか見出しました。特に学生時代に学んだ唯物弁証法哲学の命題を思い出し、それが重要な鍵になりました。まずそれらを確認しておきます。

〈1〉思い出した唯物弁証法哲学

《食物アレルギー》の「食物除去療法」を始めたときから、いったん良くなった患者さんの症状が悪化したり、再発を起こすたびに、新たな原因食物を「除去食試験」で診断し直して、除去する食物の追加や変更を繰り返してきました。しかし、アレルギー専門家は誰もがそれは避けようのないことで、新たな食物が「アレルギー」を起こすことは際限なく続くと考えてきたと思います。当時は一度アレルギーと診断した食物はそのままずっとアレルギーであり続けると考えていましたから、いずれ完全な「食物除去療法」ができなくなることは誰の目にも明らかでしたが、他に良い「原因療法」を思いつくことはなかったのです。基本的にこの考え方は今も受け継がれています。ただし、このようなことを先述のローやランドルフの論文、テキストで読んだ記憶はありません。

しかし、いったん《アレルギー》と診断した食物でも、その後食べられるようになっていることは少なからずあります。特にある時期、患者さんの誰もが同じ食物に《アレルギー》になっていることに気づいてからは、「オーリングテスト」で毎回食物の適否の判定をより徹底するようになっていましたから、その事実をはっきりと確認できるようになっていたのです。しかし、「通説」では、患者さんにその食物への「耐性ができた」、小児の場合は「アウトグローした」（成長してアレルギーの状態から抜け出した）という理論づけをして、その食物は除去の対象から除外していました。そして再発するとその原因を「食べさせ過ぎ」と考えて「食物除去療法」のやり直しをしていたのです。

また振り返ってみると、確かにアトピー性皮膚炎などでは、後から後から新たな食物に原因となる物が見つかり、またいったん原因になった食物でも繰り返し食べられるようになる患児が多く見られました。病気は違いますが、難治性とされている線維《せんい》筋痛症という全身的な痛みが続くだけの病気では、いくつかの原因食物を除去して痛みが治まる患者さんがほとんどで、「除去食療法」を続けているうちに、いつの間にか受診しなくなっている患者さんが多く、心配して何人かにその後の状態を問い合わせると、全員が痛みの消えた後は何を食べても再発していませんでした。《食物アレルギー》を疑うその他の症状の有無も確かめていましたが、それもないということで、その違いがどこにあるのかは不思議に感じていました。しかし、理由がどこにあるのかは特に検討したことはないままで、理解し難いこととし、今も気になっていることです。

前に戻りますが、こうしたことを確認できてからは、「耐性ができた」、「アウトグローした」という理由づけを考え直すことにしました。このときに学生時代に学んだ「すべての物質には互いに打ち消し合う（相反する）作用がある」、「万物は常に運動し変化している」という「唯物弁証法哲学」の基本命題を思い出したのです。そしてこの命題を医学に適用すればどうなるかと考えたのです。文字どおりに考えると「すべての物質には健康を保ち病気を治癒に向かわせる《有益作用》と、病気を引き起こし悪化させる《有害作用》がある」、「その《作用》は常に互いに変化している」ということになります。その二つの《作用》の強さのバランスは常に変化していて、その時々の状態（「相」）によって健康状態が決まり、病状が変化することになるという「仮説」が成り立つと考えました。そしてこの「すべての物質にある《有益作用》と《有害作用》から《有益作用》だけを取り出して使用することができれば、病気の原因になっている《有害作用》を抑制して、すべての病気の治療と予防が可能になる」という、もう一つの「仮説」も成り立つことになると考えたのです。

したがってこの《有益作用》がいわゆる「自然治癒力」の実体であるのではとも考えました。さらに、自然の状態の下では「自然治癒力」の実体は《有益作用》と《有害作用》を持つので、そこから取り出された《有益作用》は自然の下での「自然治癒力」よりも効力が大きいことを期待できるとも考えました。問題はその「自然治癒力」の《有益作用》を《有害作用》から引き離して取り出せるのかということになると考えました。

またこの最初の「仮説」に気がついたときに、それが事実であるならこれまで理解困難だったことがいくつか解決すると思えたのです。例えば第4章、2の〈1〉の「② 水にも適合・不適合があって病気の原因になる」ことがあることや、③のある物に対するアレルギーが永久に続くものではないこと、⑦のバファリンやバイアスピリンの効果も消えて無効・有害になることがあること、といったことが当然の現象として理解できるようになるのでした。また多くの食物が入れ替わり立ち替わり病気の原因になっていた理由がここにあったのであり、化学物質や電磁波などが次々に病因に加わってきたこと（に気づくことになったの）も理解できるようになりました。患者さんの不適合食物が全員でほぼ同じになることも、ごくまれに起こり得ることとしてなら了解できると思えました。そして「オーリングテスト」にはこのような哲学の命題に適《かな》う現象までもが反映されていることにも気づき、大きな驚きを感じました。

〈2〉《有益作用》はすでに取り出していた

そこで経験を振り返ってみると、このすべての物質が持つ《有益作用》を取り出すことは、20年も前にそれとは気づかずにすでに実行していたことに気がついたのです。すでに4章で述べた《チャポ水》（《転写水》）のことです。そのときは患者さん自身が《アレルギー》になっていた《有害》な食物で、《チャポ水》と名づけた《転写水》を作っていたのですが、その食物などの持つ《アレルギー》という《有害作用》があったからこそ、それを打ち消す力・《有益作用》

が水道水に生じたのだと、この現象の単純な理由づけをしていたのでした。当時それ以上は深くは考えられなかったのです。

しかし、ポリエチレンの「袋」（これも物質である限り両作用を持つが、その作用・力が弱いのではないかと考えます）に食物その他の物質を入れたままで、水道水に浸したなら、それらの物質が《アレルギー》といった《有害》な状態（「相」）にあろうと、その反対の《有益》な状態（「相」）にあろうと、それらの物質にもともとあった《有益作用》がその水道水に移行（《転写》）するというのが、自然の現象なのだと考えられます。「袋」に入れた食物が《アレルギー》という《有害作用》を持っていたこととは無関係だったことが判明しました。ただしそれには、ポリエチレンが半透膜の性質・機能を持つことが条件になります。

どんな物質でも「オーリングテスト」で判定された結果としての《有害》、《有益》というのは、物質の持つ二つの相反する《作用》の中で、そのとき優位にある側を示しているというだけなのです。そして、それがどちらの判定になっている物質であっても、言い換えるならどのような物質であっても、物質をポリエチレン製の「袋」に入れて《チャポ水》（《転写水》）を作るなら、その物質に存在していた《有益作用》が《有害作用》を含みながらも、一定の優位な状態で、「半透膜」の性質・機能を持つ「袋」を通して水道水に《転写》されたものが、《転写水》だったのです。最初は、どちらの《作用》が転写されるかは、そのときに《転写》する物質を入れた「袋」（「半透膜」）の性質・機能によって決まるのだろうと考えました。しかし、どのような「半透膜」であっても、《転写》される物質の性質はいつも一定と物理的に決まっているので、「半透膜」であれば、経験から、常に《転写》されるのは《有益作用》が優位になっている、といえそうです。それは科学的には「半透膜」の研究で明らかにされていることだと思いますが、今のところ私は確認できていません。なお、「袋」が半透膜だということは、物質の持つすべての性質や機能ではなく、一部だけが移行していることから考えても誤りではなく、正解だと考えます。

さらに以下のようなことを確認することになりました。

〈3〉《転写》する物質の種類が多くなるほど《転写水》の効力が増す

どんな物質でも、「オーリングテスト」の判定結果にかかわらず、経験から、多種類で作った《転写水》に含まれる《有益作用》の力は大きく多様性を持つことになり、多くの物質の《有害作用》を抑制することになると判明しました。つまり、できる限り多種類の物質を《転写》して作ればそれだけ病気に対する効力も大きいことになります。その効果の大きくなった《転写水》を治療に用いたので、それを《転写治療水》と名づけました（患者さんに説明をするときは、このままだとわかりにくいので《チャポ水》と呼ぶことにしていましたから、元の患者さんには今もそう呼ぶ方がたくさんいます）。《転写》する食物の種類を多くすれば、《有害作用》が優位の状態（「相」）にある食物が多くなったときでも、実際に食べる食物の種類は限られているのですから、食べた食物に含まれる《有害作用》を十分に抑制することになります。そのとき食べる食物には《転写治療水》を噴霧して《有害作用》を緩和、抑制させてありますから、食物と一緒に取り入れることになる《有害作用》はとても少なくなることになります。そのときに食べていない食物や食物以外の多くの種類の環境物質の《転写治療水》を加えてあれば、それらの食物やそれ以外の物質については、《有害作用》を取り入れることなしに《有益作用》だけを取り込むことになり、より効果的ということになります。このことを計算式で説明すると、次のようになります（ただし、転写水も物質ですから、必ず《有害作用》を含んでいることにその後気づきました。次の計算にはこのことは含めていません）。

食べている食物A、B、C、……、その《有益作用》をa、b、c、……、《有害作用》を′a、′b、′c……、食べる前に《転写治療水》で弱められた《有害作用》を″a、″b、″c、食べていない食物H、I、J、……、その《有益作用》をh、i、j、……、その《有害作用》を′h、′i、′j、……、食物でない物質をX、Y、Z、……、その《有益作用》をx、y、z、……、《有害作用》を′x、′y、′z、……、とします。

A、B、C、……とH、I、J、……、X、Y、Z、……の《転写治療水》を吹きかけてA、B、C、……を食べたときに、体に取り込まれる《有益作用》と《有害作用》は、食物が含む〔（a＋″a）＋（b＋″b）＋（c＋″c）＋……〕、《転写治療水》が含む〔（a＋b＋c＋……）＋（h＋i＋j＋……）＋（x＋y＋z＋……〕となります（《転写》された《有益作用》を食物A、B、C、……が持つ《有益作用》と等しいとみなしましたが、《転写治療水》

を一定以上とれば得られる《有益作用》はそれ以上になると考えられます）。すなわち食べた食物の持つ（a＋b＋c……）と《転写された》（a＋b＋c……）＋（h＋i＋j＋……）＋（x＋y＋z＋……）の《有益作用》、そして、《転写治療水》で弱められた《有害作用》（″a＋″b＋″c……）ということになり、病気の原因となる《有害作用》をおさえる《有益作用》が圧倒的に優位なことが明瞭です。

要するに食物その他の環境物質の《有害作用》がいくら大きくなっても、それを抑制するだけの《転写治療水》の効力の確保が期待できると考えて間違いはないと思います。

なお、論理的には、無限ともいえる物質に対して《転写》できる物質の数は、努力してもそのほんの一部に過ぎないことになりますから、病人をゼロにすることはできないとは考えます。

〈4〉《転写治療水》（《チャポ水》）の効力低下の原因

《転写治療水》（《チャポ水》）の効力の低下が、患者さんが受診するたびに見られていた理由の一つは、新たな食物その他の環境物質の中に、新たに《アレルギー》になった、言い換えれば《有害作用》の「相」に新たに入った物が増えたから、ととらえて間違いはないと考えます。その他に二つめとして、その《転写》された《有益作用》の本体が「磁気」という電気的なものであって、自然放電の形でその《有益作用》が減衰したからと考えます。そして三つめに、《転写治療水》も物質なので、《有益作用》だけを持つのではなく《有害作用》も持っていて、時間とともに二つの作用のバランスが変化し、効力の低下が起きるのは当然であるということに気づきました。それがすべての物質の持つ法則的性質だからです。これまでのところ、この三つの理由で効力の低下が想像以上に短時間で起きていることが論理的には説明できたと考えます。

いったん効力が低下した《転写治療水》であっても、論理的にはそれをポリエチレンの「袋」に入れて水道水に《転写》し直すなら、《転写治療水》が最初に作られたときに持っていた《有益作用》を回復させることになります。これを実際に実行してみると「オーリングテスト」ではそのとおりであることを示す判定が出ました。この「テスト」の判定で間違えたことはないので、自信をもって使ってみると、想定したとおりに効力の低下した《転写治療水》の効力が、回復していることを実感できたのです。

2　新たな《転写治療水》作成にあたっての工夫

〈1〉体内に入り込む量の多い物質を重視

以上の問題点を考慮して、新たに《転写治療水》を作るにあたり、環境物質からの《有害作用》に関して、まず体内に取り込まれる物質の量が重要だと考えました。

体内に入り込む物質で一番多いものは口から入るもので、まず飲食物が挙げられることは明らかです。その影響が大きいことは、文字どおりに《食物アレルギー》が、病気の原因として最も問題にされてきた（【資料1】36ページ～参照）ことからも明確です。したがって《転写治療水》の材料としても食物を最優先することにしました。「化学物質過敏症」の原因になっている各種の食物添加物とともに、残留している農薬、化学肥料などが無視できないことも指摘されてきました。実際にそれらの物質でも経口的に入るものが重視されます。また吐き気、嘔吐《おうと》、下痢《げり》、腹痛、もたれなど、消費期限の過ぎた物や食べ過ぎが原因とされる症状も、その多くの本当の原因は、《食物アレルギー》であることが多いのです。それだけでなく風邪の初期症状のほとんどの原因も《食物アレルギー》だったということはすでに触れたとおりです。

次に多いのは、経験的に皮膚から吸収される物と考えます。小麦成分を含む石鹸「茶のしずく」によるアレルギーが多発した事件に象徴される食物アレルギーの発症が、そのことを示していたと考えます。皮膚から吸収される物は、皮膚と接触する物すべてということになりますが、この事件が、皮膚からの食物の吸収が、食物アレルギーが非常に多くなってきた原因の一つではないかと考えられるきっかけになったと思われます。もちろん皮膚からの吸収はすべての物質で起きていることですから、食物アレルギーだけの問題とはいえません。特に問題となるのは皮膚との接触時間が長い物だと考えます。そういう意味では、布、特に下着、パジャマ、生理用品、紙おむつ、使用が多くなっているマスク（現在は布よりもプラスチックの不織布が多い）などが一番の問題です。アレルギー性鼻炎で、ティシュペーパーなどで頻繁に鼻をかむ人は、使用する紙にも注意が必要です。どんな人でも睡眠時に圧力がかかるパジャマとともに、一部がホコリになりやすい寝具類も気になります。そして男女を問わず皮膚に塗布《とふ》する化学物質である化粧品などは、長時間皮膚にとどまっている物ほど注意が必要ということになります。内科、小児科で診てきた経験では、化粧品よりも下着やパジャマが問題になっている患者さんが多かったという印象です。

そして最後が、呼吸で入ってくる吸入物ということになります。花粉類、大気汚染物質、カビ、ハウスダスト、その他の臭い、香りの強い物質が気になります。しかしこれらは、実際に吸入される量は微量であって、吸入されるよりも嚥下《えんげ》で入る量が多いと考えられています。しかし「化学物質過敏症」では、ナノグラムというほんのわずかな量で発症しているということですから、吸入される物も問題としなければなりません。ところで、スギ花粉症は例外的に強いアレルギーを起こしていると考えられていますが、かつて母乳栄養の乳児の湿疹の治療のために、原因になっていた米の除去を母親がしたところ、子の湿疹と同時に母親のスギ花粉症が治ってしまってビックリしました。その後、スギ花粉症ではほぼ必ず米アレルギーが併発していて、米の対策をとると米アレルギーの症状と一緒にスギ花粉症も改善していました。そして10年余り前まではスギ花粉での「オーリングテスト」をすると、米対策をしたスギ花粉症の患者さんはマイナス反応が出ませんでしたが、その後はマイナス反応になることが多くなっているので、現在は米対策だけでは改善が難しくなっていると思います。

以上から《転写治療水》の材料としては、多種類の食物が重要なことになりますが、化学物質、残留農薬や殺虫剤なども口から入ってくるものが重要となります。皮膚、気道から入る物は量としては比較的には極少量と考えて間違いないと考えます。ただしタバコの場合は普通の呼吸での吸入とは同じレベルで考えられませんから注意してください。

〈2〉人体も物質の一つ

これまで無意識に物質に含めていなかった人体も物質の一つなので、その一部で《転写治療水》を作るなら、一般物質とは違った力が得られるのではないかと考えるようになりました。口、鼻、皮膚から食物をはじめあらゆる環境物質を体内に取り込んでいるので、それらが含まれるうえに、生命を保ち守るためのホルモンその他体内で合成された複雑な物質を無数に含んでいます。しかもそれらが常に代謝更新されているのです。この《転写治療水》の持つ《有益作用》を考えるなら、「自然治癒力」と同等、もしくはそれ以上の効力になると考えられます。私は後述のように、「指」を使うことを考えました。

3 新たな《転写治療水》を作る

これまでの《転写治療水》（《チャポ水》）と原理は同じですが、前述したように考え方を変えて作ったのが新たな《転写治療水》です。その材料にするものを、食物だけでなく、食物以外の物も加え、それぞれその種類を増やすことにしただけです。また身体の一部としては「指」で《転写治療水》を作ることにしました。一般の物質で作る場合と同様に作ればいいのです。それだけのことですが、この項を読むだけで作り方がわかるように説明したいと思います。

〈1〉《転写》する材料の準備

① 食物

日頃から食べる頻度の高い物だけでなく、まれにしか食べない食物も《転写》しておくと、食べない物ではほぼその《有益作用》だけを利用することになりますから、《転写治療水》としては効果の大きいものになります。また、特に食べると不快を感じ、何らかの症状の原因になると感じる物や臭いが気になる物を材料として選んでおくと、それらの《有害作用》を特におさえてくれることになり、その分効果が増します。添加物、着色料、防腐剤を含み、農薬、殺虫剤、化学肥料などが残留している食物では、それらの物質の《有害作用》をおさえる《転写治療水》ができます。ただし、食べるのは有機食品が安全です。

火を通すと性質の変わる物、例えば卵などは生と火を通したものの両方で《転写水》を作るのが効果の点で確実になるはずです。

食物の種類を多くしておけば、新たな食物の《アレルギー》が現れたときに、その治療にも備えていることになります。《転写》していない食物で症状が誘発されたときには、改めてその食物の《転写水》をこれまで使っていた《転写治療水》に加えていく必要があります。このことは他の物質についても同様です。

②　化学物質

化学物質はいくつかを材料にすれば、もともとの原料の共通性によって、共通の効果を持つことになるということがあるようです。その共通の原料は石油、石炭が重要です。また食物に含まれる残留農薬などについてはすでに述べました。同様にタバコそのもの以外に30種類以上も化学物質を含む紙巻きタバコを材料にしておくと、その《転写治療水》でタバコそのものだけでなく多くの化学物質の《有害作用》をおさえられます。アレルギーになっている化粧品などの《転写水》を作って先に準備した自分用の《転写治療水》に混ぜておくと、それを噴霧してから化粧水を使えば化粧品かぶれなどを防げることになります（それでもアレルギーを起こす場合はあきらめてください）。殺虫剤の《転写水》も効力が強いのですが、殺虫剤その他、口にすると危険な物は、《転写》するときに誤って直接《転写水》に混じってしまわないように注意が必要です。スプレー式のものは、離れた場所でティシュペーパーに染み込ませて、それを「袋」に入れて密閉してから《転写》します。ポリエチレンの「袋」を溶かすようなものは転写材料として使用できないことになります。

③　貴金属など

身に着けている貴金属、宝石などでは、アレルギーになっている物は必ず材料にします。歯科金属、手術で体内に入れたチタン合金などの金属であれば、同じ金属を材料にすると、そのアレルギーが一定程度は抑えられます（取り除けないとその《有害作用》は続き、他の物質と「複合作用」も起こしてきます）。しかし、歯科金属などの場合は無害の物に変更してもらうのが一番です。指輪など外せるものは、外すことが最善の治療です。

④ 布や紙製品、不織布のマスクなど

その他いくつかの種類の違う〝布や紙製品、プラスチック製品〟（紙おむつ、生理用品、不織布マスクなどは使用済みの一部を切り取った物）、スマホ、携帯電話（電磁波過敏症に有効な《転写治療水》の材料になる）などが役に立ちます。

⑤ 材料の食物などの大きさ、量

食物の大きさや量は適当でいいのですが、魚や肉は小指の頭大、野菜はキュウリのスライス大の量があれば、葉物野菜も根菜類も十分です。

液体、粉状、顆粒状の物は小さじ半分から1杯で十分で、混ぜて化学変化を起こさないなら、何種類かを混ぜてもかまいません。

⑥　電子レンジ処理（《チン》）した物

食物その他電子レンジが使える物は、電子レンジ処理（《チン》）するとその性質が変化するので、それも材料にすると種類が増えたことになり、また《チン》したものを食べるときに、その《有害作用》をおさえることになります。

〈2〉《転写（治療）水》を入れる器などの材質と使う水

①　《転写》するときに材料（食物その他）の物質を入れる袋

ポリエチレン性のチャック付き収納袋（以下「袋」）を用意します。

「袋」には大きさがいくつかありますから適当な物を使えばいいのですが、食物などの《転写》には横約50㎜×縦約70㎜の「袋」が使いやすく、スマホなどはそれが入る大きさの「袋」が必要です。少し大きめの「袋」で食物などの多種類を混ぜて同時に《転写》しようとする場合、重なりあって「袋」を介して水と接してない物は《転写》されないことになります。

②　《転写》する水、《転写（治療）水》を入れる容器の材質

《転写》する水道水を入れる器、《転写治療水》を入れるスプレーボトル（30㎖ぐらいが使いやすい）、それを噴霧した食物を入れる炊事用具、食器の材料などにも気をつけないと効力が無効になります。

《転写水》を作るときの器はガラスのコップ（少し広口のほうが操作に楽）、ステンレス製の小型のやかん（やかんだと作った《転写水》をすぐに煮沸消毒ができて便利です）などを使い、作ったら煮沸消毒して、冷ましてからスプレーボトルに移します。残りはそのまま残しておいて、次のときに新しい《転写治療水》を加えて使います。スプレーボトルは、ポリプロピレンまたはポリエチレンテレフタレート（略称PET）製のスプレーボトル（いずれも100円ショップで手に入るもので、適した材質です〈似たものでも材質によっては《転写治療水》が無効になります〉）を使います。また使用する食器は、特にプラスチック製の物では、《不適合》なものがあるので注意が必要です。ペットボトルは自販機等でホット用に使われているものは適しています。いずれにしても「オーリングテスト」で適合の物は問題ありません（【資料3】62ページ～参照）。

《転写治療水》を噴霧・添加した食物は、器が合っていないと効果がなくなることがあると考えます。多くの器は心配しなくいいのですが、プラスチック製、ビニール製などの合成物は注意してください。瀬戸物、陶器、通常のガラス、木製のお椀などは大丈夫です。

③　市販の天然水・ミネラルウォーター、水道水

天然水・ミネラルウォーターには以前《転写治療水》を無効にするものがありましたから、使わないようにしています。井戸水も天然水ですから一応は注意してください。

水道水は「オーリングテスト」ではほぼ誰にでも《不適合》の判定になっていながら、水道

水で《転写治療水》を作ってきて、それが無効だったことに気づいたことはありません。また水道水で希釈して無効になったことも経験していません。不適合水の《転写治療水》との関係が、以前と今では状況が変化しているのかもしれず、気になったときには「オーリングテスト」で確認するのが安心と考えます。また、水道水も水源によって性質が違うと考えます。旅行中に新潟で水道水の「テスト」をしたときに、適合を示すプラスの反応があまりにも強いので驚いたことがあります（2020年1月）。

〈3〉《転写治療水》を実際に作る

ここでは効力の大きさからいって、優先される「指」の《転写治療水》から述べることにします。

①「指」の《転写治療水》（A）

用意した100円ショップで売っている小さなポリエチレン製の横約50㎜×縦約70㎜の収納袋（チャック付きポリ袋でOK。以下「袋」と略す）に自分の「指」を差し入れて、そのままコップあるいはステンレスのやかんに入れた水道水に2～3秒浸せば、その水道水が「指」の《転写治療水》になっています（128ページのイラストA参照）。

多くの食物や身の回りの物（環境物質）が消化器、呼吸器、皮膚から吸収されていますから、これらの物質の持つ《有害作用》をおさえることができるうえに、体内で合成されているホルモン、免疫物質その他「自然治癒力」などの本体である複雑な無数の物質の《有益作用》を含むことになるので、普通の環境物質で作った《転写治療水》よりも、体内にある《有害作用》(「病原作用」)をおさえるのに数段有効な《転写治療水》になるはずです。

ただし、「指」を「袋」に入れず、《転写》する前の水道水、あるいは《転写治療水》に直接浸すと、新たな《転写治療水》はできず、できていた《転写治療水》は無効になるので注意してください。

また、自分の「指」だけでなく家族や同居人の「指」を同様に「袋」に差し入れて、同じコップなどの水に浸せば、その人数が多くなるほど《転写治療水》の効力が大きいものになります。また、身体の一部である「指」は生きていて、いつも新陳代謝をしているので、そこに含まれている成分は非常に複雑なだけでなく常に変化しています。ですから、「指」の《転写治療水》の効力は作るたびに違っています。

いずれにしても「指」で作った《転写治療水》を(A)としておきます。

② 食べ物、その他の環境物質の《転写治療水》(B)

準備しておいたなるべく多くの種類の食べ物(普段よく食べる物も、ほとんど食べない物も)、その他の環境物質(身の回りのいろいろな物)を「袋」に入れて、「指」のときと同様に一つのコップあるいはやかんに入れた水道水に浸します。するとその水道水は、「袋」に入れた食物そ

A　指の《転写治療水》

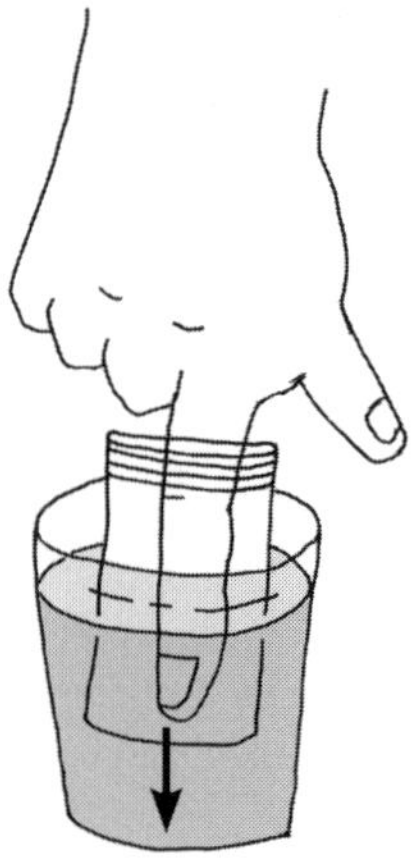

ポリエチレン製の収納袋（横約50㎜×縦約70㎜。100円ショップなどで売っているチャック付きポリ袋など）に自分の「指」を差し入れて、そのまま水道水の入ったガラスのコップなどの容器に浸すと《転写治療水》ができる。浸す時間は2〜3秒ほど。
「指」は指先から第2関節まで浸せば十分。「袋」に水が入らないよう注意する。

B　食べ物、その他の物質の《転写治療水》

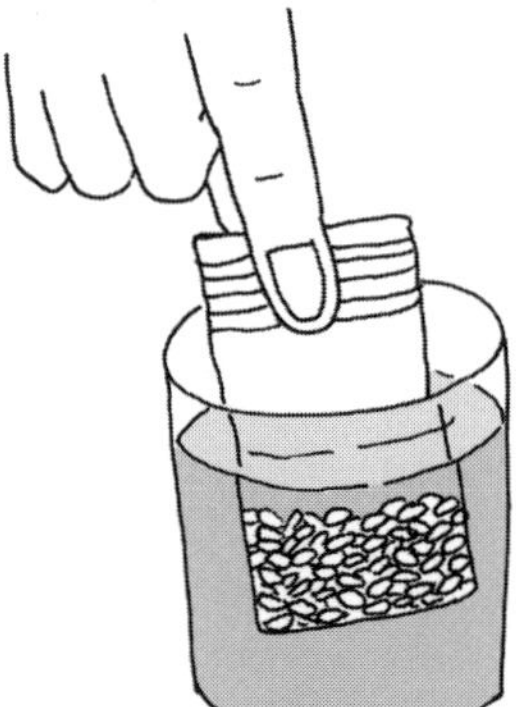

ポリエチレン製の収納袋に転写する物（このイラストは米粒のみ）を入れて袋の口を閉じ、それを水道水の入ったガラスのコップなどに2〜3秒ほど浸して《転写治療水》を作る。転写する物がスマホのように大きければ、それに合わせて「袋」も「容器」も大きいものを使う。

の他の環境物質の《有害作用》（「病原作用」）をおさえる、もう一つの効力の違った《転写治療水》になっています（右のイラストB参照）。《転写》した食物その他の物質の《有害作用》をおさえる効力を持つのは当然ですが、それ以外の物質の《有害作用》に対する効果もあります。ただしその力は強くはありませんから、それらが《有害作用》が優位な状態（「相」）に入ったときに、効果が不十分で症状が現れることがあります。その場合はその物質で改めて《転写治療水》を作って追加すればその症状が消えてくることになりますが、効果不十分で無効の場合は、その食べ物や物質の除去が必要になります。

こちらの《転写治療水》を（B）とします。

③（A）と（B）を混ぜた《混合転写治療水》（C）

（A）と（B）を混ぜたものを《混合転写治療水》（C）とすると、その効力は（A）、（B）よりも大きいものになってるので、実際に使うのは（C）の《混合転写治療水》がお勧めです。

4　《転写治療水》の性質（まとめ）

すでに触れてきましたが、《転写治療水》の性質について再確認しておきたいと思います。

〈1〉有効期間

効力は時間とともに低下します。《転写治療水》に《転写》されている《有益作用》の本体は「磁気」と考えられます。ですから自然に起こる放電で減衰することがまずあります。

効力低下のもう一つの原因は、《転写治療水》が物質として法則的に持つ《有益作用》と《有害作用》のバランスが時間とともに変化するために起こるものです。そのまま放置すれば24時間で、「オーリングテスト」ではっきりとわかるほどの効力の減少が確認できます。実際に1週間ほどで、患者さんへの効果がなくなっている状態になっていました。この効力の回復は《転写》のし直しによって得られることはすでに述べましたが、具体的にはあとで述べます。

〈2〉加熱、希釈では効力は変わらない

効力の本体は「磁気」と考えられ、加熱、希釈ではその時点で見る限り、効力に変化は起こりません。ですから10分間の沸騰消毒をしても、使用して減量したときには水で希釈して増やしても効力は低下しません。スプレーボトルの《混合転写治療水》が減ってきたら、水道水を足しておけばよいことになります。洗顔や入浴のときにこの《転写治療水》を、洗面器や湯船の湯に加えるなら、何らかの効果があるのではないかとも考えました。しかしすぐに身体の一部が洗面器や湯船に浸されるので、その効果は消失することがわかりました。そこで、飲食物に

《転写治療水》を吹きかけた場合には、口に入れたとたんに、その効力が消えてしまうのかと心配になりましたが、実際には多くの患者さんで効果が認められているので有効なことは確かでした。そして《転写治療水》を加えたコップの水道水を「オーリングテスト」でプラスの反応であることを確認した後、口に含んでコップに吐き入れたのです。そして再びそのコップの水の「オーリングテスト」をすると、その結果はむしろプラスの反応が強くなって感じられました。理由は不明ですが、《転写治療水》に指など皮膚に覆われた身体部分を浸したときと、口腔《こうくう》粘膜が接触したときではその影響が異なるということだと解釈しました。現実の効果はこの解釈を肯定しています。このことは《転写治療水》を加えたコップの水に唇が触れた後も「オーリングテスト」の判定では効力が変わらないことからもいえます。

〈3〉電子レンジ処理（《チン》）で効力は消失する

効力の本体は「磁気」（「電磁波」も同様）ですから、電子レンジ処理（《チン》）をすると効力は消失します。ですから、《チン》して食べるときは、食物を《チン》したあとで《混合転写治療水》を吹きかけてください。また、環境の中を飛び交っている電磁波などの影響も受けているかもしれません（それにより《転写治療水》の効力に変化が生じることはあり得ると思います）。

〈4〉不適切な材質の器に入れると効力が消失する

「オーリングテスト」でマイナス反応（《不適合》）の材質の器に《転写治療水》を入れると効力は低下、消失します。《転写治療水》を作るときの器、使用するときに入れておくスプレーボトルなどの材質には注意が必要なのです。また食物を入れている器にも注意が必要ですが、普通の瀬戸物、陶器、木製の椀などは問題になった経験はなく、プラスチック、一部のガラスのコップ、ビニールなどを使用した器には注意が必要です。いずれも「オーリングテスト」で《適合》・《不適合》をチェックできます。

〈5〉《混合転写治療水》でも無効な飲食物がある

《混合転写治療水》でも適合化しない飲食物があることも確認できました。まずは私自身の経験ですが、かつて大量に飲んでいた茶と、以前長く飲めなくなったことがあるコーヒーです。コーヒーも飲めるようになり、いずれも3か月以上、噴霧して毎日飲み続けていたら血圧が上昇し、やめると元に戻りました。約3か月間、その状態が続きました。患者さんの中には、米、小麦、卵、脂などの《混合転写治療水》が無効になり、その使用をやめる必要がある人がいて、その場合は除去が必要になります。今後増加してくる可能性があります。しかし、《混合転写治療水》の効力の回復を繰り返しながら使用を続けると、特に「指」の《転写治療水》の効力の増大によって改善する可能性があると考えていますが、今後の経過観察が必要です。

〈6〉《転写治療水》の《有益作用》（効力）の大きさ

《転写治療水》の《有益作用》の大きさ、つまり効力の大きさについて考えてみました。新しく作ったばかりの物、ないしは《転写》のし直しで、効力を回復したときの状態で考えています。

①《転写治療水》の効力の大きさは《転写》する物質によって違う

《転写治療水》の効力の大きさは、《転写》する物質によって異なることがわかりました。それが一番はっきりしたのは「指」の《転写治療水》を作ったときのことです。物質の成分が多いか少ないかによる可能性がありますが、物質ごとに違っていると考えます。

②同じ《転写治療水》の効力はその量に比例する

同じ《転写治療水》の効力は（一定の時点では）単位量当たりでは同じで、水の量に比例すると考えます。同じ物質であれば、《転写》するときの材料の大きさや重量によって変わることはありません。その理由は食物などの特定の物質から《転写》される《有益作用》の本体である特定の「磁気」には、その受け手として存在する〝水の分子成分のとる特定の形〟との間に特異的な関係があって、物質の成分ごとに、単位量（一定の量）当たりの水が受けとれる量には限界があるからだと考えます。ですから物質ごとに移行する《有益作用》の量には限界があるのです。しかし、転写できる物質の種類の数には限界はないようです。それは物質によってその移行する「磁気」に特異性があって、その「磁気」ごとに違った受け手が存在するからだと考えます。《転写治療水》の量に比例して効力が大きくなることは、《転写治療水》の量を変えて「オーリングテスト」をするとプラス反応の大きさが量に応じて変わるので、それが確認できました。《転写》する水が違うと、同じ物質で《転写》した場合でも単位量当たりの効力に差があると考え、塩水と水道水で比べてみると、塩水の方が明らかに大きいことがわかりました。ただし、スプレーボトルの《転写治療水》の2、3吹きで塩辛くなるほどの塩は健康上も使いすぎと考えます。

③ 体内に取り入れられた《転写治療水》の《有益作用》（効力）

体内に取り込まれた《転写治療水》の効力は、同じ強さのまま体内の水分全体に拡散することになると考えられますから、体内の水分の量によって、病気に対する効果に違いがあることになると思えるのですが、科学的に証明できたわけではありません。また体内に入ったその効力も体内に入る前の《転写治療水》と同様に、時間とともに減衰することになると考えます。効力を大きく保つには、おそらく脱水を起こさないように適度な水分の補給が大切ということになり、その補給をできるだけ新しく作った、あるいは《転写》のし直しで効力を回復した《転写治療水》で続けることが有利だと考えます。

④《転写》する物質による《有益作用》の持続時間の差

《有益作用》は《転写》するそれぞれの物質の持つ特異性のある（特有の）「磁気」ですから、物質によって自然放電の速度に違いがあるかもしれません。しかし、あるとしても、同じ「磁気」であることには変わりがないので、その差は人の知覚能力では感じ取れないほどの極めてわずかなものだと考えられます。

また、《有益作用》と隠れている《有害作用》のバランスの変化にも違いがある可能性はありますが、これもまた人の感覚で感知し得ない程度だと考えます。

5 《転写治療水》の使い方、その効力強化法

以上述べてきたとおり《転写治療水》には、身体の一部である「指」を《転写》した《転写治療水》（A）と、食物その他の多くの環境物質の《有益作用》を《転写》した《転写治療水》（B）の二つがあり、両者を混合したときに効力が一層大きくなるので、その使用をお勧めします。使い方は以下のとおりです。

〈1〉基本的な使い方

まず、(A)と(B)を混ぜた《混合転写治療水》の(C)を作ります(126ページ〜参照)。そして翌日からは、(A)の「指」の《転写治療水》を毎日新しく作って前日使用した《混合転写治療水》(C)に加え、その一部を「袋」に入れて、同じ《混合転写治療水》(C)に再《転写》します。それをポリプロピレンまたはポリエチレンテレフタレート(PET)製のスプレーボトル(30㎖ぐらいが使いやすい)に入れて、飲食物すべてに吹きかけ添加します。飲食物が持つ《有害作用》をおさえると同時に、それを体内に取り入れて効果を発揮させることになります。

《混合転写治療水》を、口にする食べ物、飲み物すべてに3吹きほど必ず噴霧《ふんむ》し、それを飲食するようにしていれば、病気の治療・予防になるということです。《混合転写治療水》は口に入る水分をすべて同じ《混合転写治療水》に変えて、体内の水分も同様に変えることになり、効果を発揮すると考えられます。歯磨きのときの水にも加えて、そこに歯ブラシを浸してから、練り歯磨きなどをつけて歯を磨いても効果があることが、経験からわかりました。なお、洗顔、入浴での《混合転写治療水》添加の効果が期待できないことは、すでに述べました。

〈2〉効力を回復維持する方法

〈1〉に述べた「基本的な使い方」が効力を回復しながらの方法、つまり効力を維持する方法になっています。《混合転写治療水》の、特に（A）（126ページ参照）は毎日違った効力でしたから、そのすべてが元の「効力」を回復すると同時に、新しい「指」の《転写水》の効力が加わっていることになり、さらに毎日その再《転写》をして効力を高めることになります。ですから日が経つにしたがって、（A）の効力は大きくなっていくことになり、長く使っていけば徐々に効力が増して、病気の改善が進むことが期待できることになります。

もちろん（C）に含まれる（B）（127ページ参照）も前記の方法で最初の状態に効力が回復しますが、こちらのほうは新たな食物その他の物質の《転写水》を足さなければさらに効力が大きくなることはありません。このことを理解したうえで、（C）（129ページ参照）の《混合転写治療水》に毎朝、できるなら毎朝夕計2回は「指」を《転写》したものを加えたうえで再度その一部を「袋」に入れてそこに再《転写》し、より大きな効力を維持し続けてください。（B）は面倒でも、一度は多数の物で《転写水》を作ってください。その後は毎日の転写のし直しでその効力が続くことになります。経過が良ければそれでいいのですが、症状が悪化したときには、そのときに食べた物や気になった臭《にお》いなどをメモしておきます。何回かのメモから悪化の原因物質に見当がついたらそれをやめ、あるいは遠ざけます。それで回復することを確認できたら、その物質で新たに《転写水》を作って、（C）に加えて効力を確認できればそれを続けます。やめたり、一度遠ざけた物を再び食べたり近づけたりしても悪化しないのなら、そのまま継続してよいことになります。悪化するようならまたやめて遠ざけたままで経過を見ることにします。（C）を使っていても《有害作用》をおさえられない食物などが現れてくることがあります。しかし、しばらくの間その食物などをやめたり遠ざけていると、効果を増していく（C）によって徐々に改善する可能性があると考えます。

〈3〉治療効果の強化法

すでに述べたものもありますが、治療効果を強化する方法をここにまとめておきます。

①《転写治療水》をもう一度《転写》する

《転写治療水》を作ったら煮沸消毒をする前に、それをポリエチレンの「袋」に少量（「袋」に半分ほど）入れて、コップ、やかんなどに残っている《転写治療水》にもう一度浸して再度の《転写》をします。1回目の《転写》でできた《転写治療水》も物質ですから、物質一般の法則に従って《有益作用》だけではなく《有害作用》も含んでいることになり、再度の転写でその《有害作用》がさらに弱くなると考えるからです。3回目の《転写》を2回目と同じようにすればさらに良いのかもしれませんが、「オーリングテスト」では違いが感じられませんでしたから、新たに転写のし直しを3回以上する必要はないと考えました。

②自分以外の人の《転写治療水》を加えてみる

毎日《転写》し直せるなら、親きょうだい配偶者など他人の「指」で作った《転写治療水》を自分の「指」の《転写治療水》に加えるとやはり効力が大きくなります。ただし毎日できないと効力はその分、低下します。作ったとき、もう一度《転写》し直すと効力がやや大きくなります。

③ 多種類の食物その他の物質と「指」の《転写治療水》を混ぜる

面倒ですが、前にも述べたように、できるだけ多種類の食物その他の物質で《転写治療水》を作り、それを「指」の《転写治療水》と混ぜておくと効力が大きくなり、その大きな効力を毎日の「効力回復法」で維持することができます。「指」以外の《転写治療水》は最初に加えたものについては、その後は《転写》をし直すたびに効力を回復します。最初に《転写》していない食物などがその後症状を誘発することがあれば、それを《転写》した水を新たに加えればその分、効力を増すことになります。

④ 《転写治療水》で《有害作用》がおさえられない食物その他の対策

《転写治療水》での治療で1週間たっても効果不十分で、つらい症状が残っている場合は、作り方に不備（「指」が直接《転写治療水》に触れるなど）があったのでなければ、別の食物その他環境物質の中に原因があるかもしれません。

その場合、皮膚がカサついている、痒《かゆ》いなどの症状も見られたら、下着など直接皮膚に長時間接触しているか、就寝中に圧力がかかっているパジャマなどの衣類にも原因があるかもしれません。その場合は《転写治療水》をその衣類の一部に吹きかけて、湿《しめ》り気《け》を持たせておくと有効です。効果があっても不十分なら、原因と疑わしい衣類の一部で《転写治療水》を作って、同様に吹きかけてみてください。

また、食べると腹痛、吐き気、下痢《げり》、もたれ、ゲップなどの異常な症状が見られたり、気分が悪くなることもあるなら、そのとき食べている物が症状の原因になっていることがあります（症状が軽くても、何らかの症状の原因になる物質は、想定外のその他の症状の原因にもなることが普通のこととして起きるものです。例えば、食物ではありませんが、パジャマなどの布で関節痛が起きるなどもそうです）。その原因食物などがわかったら、それの《転写治療水》を作って、これまで使っていた《転写治療水》に加えて改善すればそれでいいですし、改善しないなら食べないようにして治ればそれでよく、しばらくはやめたままで、食べられるようになるまで待つことになります。再び食べられるようになったと思えても、数日おきに食べることにして、まず様子を見るのがよいと考えます。臭《にお》いで気分が悪くなることがあれば、臭いの源になっている物で新たに《転写治療水》を作って、使っていた《転写治療水》に加えると効くことがあります。新築の家の臭いが問題のときには、臭いを出す場所や物がはっきりするなら、そこに《転写治療水》を吹きかけると有効なことがあります。臭いの出る物を除けるなら除き、除けない場合は、その一部を少しだけ削り、それで作った《転写治療水》を、使っていた《転写治療水》に加え、それを臭気源に噴霧すると有効になることもあると思います。

原因になる物が全く思い当たらない場合は、電磁波過敏や、臭いなどが感じにくいタイプの化学物質過敏症であることも考えられます。電磁波過敏なら（使っていた《転写治療水》にスマホなどの《転写水》が入っていないなら）、スイッチの入ったままのスマホを「袋」に入れて《転写治療水》を作り、使っていた《転写治療水》に加えてみます。あるいは全く別の方法になりますが、黒豆を直接肌に接触させても、その量を多くすると有効であることがありました。経験的に黒豆にはその特異な効果を感じています。また、黒豆の《転写治療水》も有効かもしれません。化学物質過敏症なら、化粧品のたぐい、化学物質を多く含む紙巻きタバコ、添加物や着色料、あるいは農薬や殺虫剤を多く使っている農産物で《転写治療水》を作って、使っていた《転写治療水》に加えると有効です。身の回りにありそうな化学物質に注意して《転写》する物を選ぶとよいと思います。なお、農薬や殺虫剤など、口にすると危険な物を《転写》するときは注意が必要です。122ページを参照してください。

痛みや発疹などで歯科金属が原因になることも少なくなく、その場合は合うものに替えると効果てきめんです。

また、手術で体に入れられたチタン合金などにアレルギーになっている場合、同じチタン合金で作った《転写治療水》が有効ですが、身体に入っているチタン合金を除けないことが多いので、効果は不十分で、何らかの症状が出てくることは避けられないようです。同様の現象のたぐいと考えていますが、布や紙の場合、直接肌に接触することが原因の症状は、その布や紙に《転写治療水》を噴霧して湿《しめ》り気《け》を保たないと、症状が改善しないことが少なくないと感じています。

《転写治療水》はどれでも、作ったときにもう一度「転写」したもののほうが効力が大きいことを覚えておいてください。

6 《転写治療水》がすべての病気に有効と考える理由

これまでにも触れてきましたが、《転写治療水》がなぜ病気に有効なのかを再確認をしておくことにします。

一般に病気の原因は遺伝因子と環境因子とされています。最近は人のゲノム〈全遺伝子〈遺伝情報〉〉の解析が終わり、遺伝子が原因とされる病気の発見が続き、その発見される病気は徐々に増えていますが、遺伝子治療をするには、専門的な研究と技能・技術が必要ですから、常識では当面は一般の医師が施行することはないと思います。ただし遺伝子を原因とする病気でも、必ず環境因子の関わりがある、言い換えれば遺伝因子と環境因子の「複合作用」が病気の原因だと一般には考えられますから、その一方の環境因子については一般の医師でも関わることは可能になると考えてきました。

また、唯物弁証法に則って考えると、すべての物質には《有益作用》と《有害作用》があり、病気の原因としての食物、その他の物質にもこの二つの《作用》が存在し、いつもその《作用》は相互に働き、変化していることになります。そして特に食物の《有害作用》が強くなると、その食物を食べたときに人は病気になりますが、その後体の《有益作用》が強くなってくると病気は改善していくことになります。この二つの作用の中の、《有益作用》を多くの物質及び人体の一部から水に《転写》したものが《転写治療水》ですから、論理的にはすべての病気に有効だと考えています。「指」の《転写治療水》をはじめて作ったとき、普通の物質で作った《転写治療水》より効力が大きいことがわかっただけでなく、「オーリングテスト」で、「筋《きん》萎《い》縮性《しゅくせい》側索硬《そくさくこう》化《か》症《しょう》」（ALS）にも一定の効果があるという判定になりました。この病気は多数の遺伝子に異常が見つかっていて、それらが原因に関わっているとされています。「オーリングテスト」での薬物などの有効性の判定は20年以上行ってきて、ほぼ間違いのない結果を得ていました。こうして《転写治療水》には環境因子と遺伝因子が原因になっているすべての病気に一定の効果があると考えられたのです。しかし残念ながら、その治療の経験は十分とはいえず、《混合転写治療水》が実際にどのような病気に効果があるのかは、ごく一部でしか確認できていませんから、今後の経過の中で明らかになることを期待するしかないと考えています。

7　過去に《食物アレルギー》の治療で改善・治癒した主な症状・病気

ここで参考までに、これまでに「食物除去療法」、アレルギーの原因となる食物で作った《転写治療水》、「指」の《転写治療水》、《混合転写治療水》などによる治療で現実に改善、治癒を経験してきた症状と病気を列挙しておきます。特に原因が不明で、確立した治療方法がない慢性、反復性の病気がいろいろありました。また、病名がついていても原因不明のものが少なくないことに注意してください。はじめに述べたように、《食物アレルギー》のパイオニアのアルバート・H・ローなどの報告を読んで、原因不明の症状・病気の原因は、ほぼすべてで食物だったことが不思議でしたが、自分でこの医療を実践すると、不明な原因が同様にまず食物に見つかり、同時に他の物質も原因に絡んでいることがわかり、その事実に驚きました。実際には患者さんで、原因が食物だけだったという人はいなかったと思います。また、経過中に病気が変化してしまった患者さんが少なからずいたことにも驚きました。最後にカッコして示しておきます（例：アトピー性皮膚炎→潰瘍性大腸炎）。この変化は《アレルギー》病によく見られる現象です。小児の場合は「アレルギーマーチ」と命名され、成長に伴う変化とみなされています。「アレルギー反応」が起こる場所が移動すると、臓器、組織によって同じ「アレルギー」であっても症状が変わり病名も変わっていくことになるわけです。それは小児でも成人でも起こることです。ですから食物以外の物質の反応も加えて《食物アレルギー》として扱っている病気、症状には「何でもあり」と表現できるような多様性、広汎性が認められることになっているのだと考えます。特に不思議なことではないと納得できるものです。

◆改善、治癒を経験してきた症状と病気

初期の風邪症状（のどのムズムズ・痛み、咳、発熱など）、すべての「アレルギー性」と

されている症状や病気（アトピー性皮膚炎、気管支喘息《ぜんそく》、アレルギー性鼻炎、スギ花粉症、急性・慢性のじんましん、手湿疹、アレルギー性の胃腸症、アレルギー性膀胱炎《ぼうこうえん》など）、にきび、脂漏性《しろうせい》皮膚炎、ヘノッホ・シェーンライン（アレルギー性）紫斑《しはん》病、汗疱《かんぽう》、汗も、おむつかぶれ、不定愁訴《ふていしゅうそ》、頭痛、肩こり、疲労感、疲れやすさ、朝起きられない、午前中の不調、イライラ、切れやすい、怒りっぽい、急に乱暴をしたくなる、引きこもり、自律神経失調症（起立、椅子での座位で、日に何度も失神する血圧低下を含む）、うつ病、双極性障害（躁うつ病）、幻覚、統合失調症、パニック障害、アスペルガー症候群、注意欠陥多動症（ＡＤＨＤ）・自閉症スペクトラムに該当するなどの発達障害、情動失禁、悪夢、チック、学習障害、夜泣き、舌痛症、舌の浮腫《ふしゅ》、口角炎《こうかくえん》、アフタ性口内炎、下痢《げり》、便秘、もたれ、胸やけ、吐き気、腹痛、食欲不振、慢性膵炎《すいえん》、十二指腸潰瘍《しちょうかいよう》、潰瘍性大腸炎、滲出性《しんしゅつせい》中耳炎、繰り返す中耳炎、繰り返す突発性難聴、眼瞼痙攣《がんけんけいれん》、不整脈、アレルギー性狭心症（Ｋｏｕｎ・ｉ症候群：心電図に異常がないことが多い）、顔面紅潮、冷え性、タンパク尿・血尿（慢性腎炎）、ネフローゼ症候群、顔面浮腫、慢性腎不全（腎透析状態からの回復）、月経痛、子宮内膜症、筋肉痛、線維筋痛症《せんいきんつうしょう》、関節痛、成長痛、関節リウマチ、痛風性関節炎、発熱（不明熱）、脊柱管狭窄症《せきちゅうかんきょうさくしょう》の痛み、高血圧（突然の血圧上昇、脳卒中）、老人性出血斑、シミなど。

経過中に変わることも少なくありません：（アトピー性皮膚炎⇅気管支喘息《せんそく》→潰瘍性《かいようせい》大腸炎）、（大豆アレルギーによる湿疹→尋常性乾癬《じんじょうせいかんせん》→統合失調症）、（アトピー性皮膚炎→関節リウマチ）、（脂漏性《しろうせい》皮膚炎→アトピー性皮膚炎）、（脂漏性皮膚炎→ニキビ）、（アトピー性皮膚炎→自律神経失調症・不定愁訴《ふていしゅうそ》）その他。

なお、すでに述べたように、特に「指」の《転写治療水》を加えてから、先天的なものや、遺伝子に原因があると思われる病気にも、効果が期待できると考えています。遺伝因子と環境因子が影響し合って（「複合作用」が）病気の原因になっているという考え方が正しいのなら、それらの病気への治療の可能性は否定できないと考えられます。

8　レクチンの含量の多い穀物、野菜などに起因する体調の異常への対策

最後に追記しておきますが、２０１９年に手に入れた『食のパラドックス―6週間で体がよみがえる食事法』（スティーブン・R・ガンドリー著、白澤卓二訳、翔泳社、２０１８年）には、植物が昆虫などの虫に食べられないように、自己防衛のために作り出している物質の一つにレクチンがあり、これを多く含む物を食べて、それが原因でいろいろな病気になっている人がいることが報告されています。その食物を除去すると効果があるということです。レクチンの多い食物には豆類、米、麦、コーン、種の多い野菜とナス科の植物、果物があり、それに加え大豆やコーンなどを飼料にしている動物の肉、魚類も問題だとしています。確かにこれらの食物

を食べたときに、症状が悪化している患者さんが多かった印象があります。

そこで、これらのレクチンの多い野菜や果物の《転写水》を意識的に加えた《転写治療水》を使うと、レクチンの多い食物の《有害作用》が抑制されてか、治療に役立つことが明らかになりました。このように食物の成分の持つ作用で生じる体調異常にも《転写治療水》は有効であるようです。

6章　「指」の《転写治療水》が優れた効果を示した症例

私はすでに退職しましたから、2019年7月以降には新しい患者さんを診察、治療していません。もちろん退職した診療所からは当時のカルテの閲覧を許されてもいません。ただ退職当時に受診を続けていた100人余りの元患者さんとは連絡を取れるようにしていましたので、それらの患者さんの中の特に病状が落ち着かず責任を感じて気になっていた10人余りに、「指」の《転写治療水》の作り方を伝えるなど、《転写治療水》の新たな工夫ができたときにはそれを知らせてきました。《混合転写治療水》についてもそうです。そして病状に変化があったかどうかを聞かせていただきました。

本書を著すに当たって、それらの元患者さん数人に改めて過去の治療と病状とともに、新しい治療の効果について手記を書いてもらい、掲載することに了解をいただきました。また近しい方で、原因不明で、あるいは検査・治療を受けていても効果が芳しくなく困っていて、《転写治療水》を試してくださった女性の結果を本章の最後に記すことにしました。

手記をお願いしていた人の中で、時間的に間に合わなかったある男児については、新たな聞き取りをして報告に加えることにしました。退職前の患者さんの手記は、病気に関係のない一部の修正を除き、そのまま載せることにして、よりわかりやすくするために、私が【　】で注釈・説明を追加しました。

1　T・Nさん　1958年生まれの女性…両下肢の湿疹とその部分の感染を反復

アレルギーの症例【本人のつけた題名】

私は2015年の春に以前よりも増して酷《ひど》いアトピー性皮膚炎を発症しました。全身まで広がったら入院と宣告されましたがそれ以外は健康で、通院で治療しました。

酷いアトピー性皮膚炎とは掻《か》きむしって掻きむしって皮膚がむけて出血してやっと痒《かゆ》みが止まるという状態でした。痒み止めの薬も効き目がないほどの痒みで、夜中に突然痒みで目が覚めることもありました。両足首を中心にひざ下から足の甲全体まで広がり、掻きむしった後、皮膚が乾くと蛇の鱗《うろこ》のようになりポロポロとはげ落ちました。足【両脚の膝《ひざ》下から足の甲まで】は浮腫《むく》み、だるく気分は落ち込み憂鬱な日々でした。

河野医師はオーリング治療で施され、転写水を紹介されました。なかなか効果は現れませんでしたが、6か月で完治し、きれいなもとの肌にもどりました。

【「オーリングテスト」で湿疹《しっしん》の原因を確認しながら、その原因になっている食物で、当時《チャポ水》(100ページ参照)と称していた《転写水》を作り、またこの患者さんは湿疹に細菌感染も繰り返していましたから、同じ「テスト」で感染の有無を確かめ、感染があればそれに有効な抗生物質をすぐに確認して、処方していたのです。当時は原因食物を除けば効果がありましたが、すぐに新たにアレルギーを起こす食物が現れて、この患者さんも再発、再燃を繰り返し、治癒しない状態が続いていたのです。しかもその時期は、原因食物がすべての患者さんで同じになっていましたから、私が自分の治療に使っていた《チャポ水》がどの患者さんにも有効でした。それで、私が使っていた《チャポ水》と同じものを受診のたびに患者さんに分けて治療していました。治癒した状態が長続きしなかったので、完治に6か月もかかってしまったのですが、このときに《チャポ水》の改良があったのだと思います。】

その後、河野医師の診療が終了となり【河野が退職して】気を付けて生活していましたが、2020年の夏の猛暑が終わり初秋、ひざ裏からふくらはぎにかけて突然強い痒《かゆ》みが現れ数十分掻《か》きまくり、落ち着きましたが診療も終了となり狼狽《ろうばい》しました。河野医師はいないがカルテがあるので次の日に受診しようと考えていました。ふと、インターネットで河野医師のブログを読んでみると【私が新しい治療法を工夫出来たらホームページに公開しておくと知らせていました】転写水について書き加えがありました。身の回りの物も転写水すると【身の回りの布や紙その他の物質で《転写水》を作って、それを食べ物に吹きかけると】更に効果があり【効果があることも書いてあり】、指の転写水の記載もありました。翌朝食べ物に加え指と身に着けているものを転写水して【「指」と身に着けているもので《転写水》を作ってそれを食物に吹きかけて】食べました。恐れていた痒《かゆ》みは現れずホッとしました。現在も食事の前には指を中心に転写水を作り食事をします。出かけるときも必ず準備して持ち歩いています【現在も食物と「指」の《転写治療水》を飲食物に吹きかけていて、湿疹《しっしん》の再発は起きていないということです】。

2　H・Hさん　1979年生まれの男性…頭痛・めまい、ぜん息、アレルギー性狭心症（Koumi症候群）、統合失調症を次々に発症

〈1〉頭痛・めまい

中学三年の夏、ランニング、筋トレの後に突然、頭痛・めまい・吐き気を感じ、葛南病

院【市川・浦安両市の公立病院】に受診。座薬を入れ休んでいたら回復。その後、間隔をあけ、一年に十回くらい、そういった症状があったが、MRI検査を受けても異常がなく、片頭痛との診断を受ける。

高校三年生のとき、たまにおこる片頭痛が何時までも治らないので、母親のすすめで、市川市民診療所で河野先生の診察を受け、アレルギーと初めて診断される。そのときは鶏肉と卵の除去で頭痛が出なくなったが、以前より少なくはなったが、ごくたまに頭痛が起こる。

最近になって指チャポをするようになり【「指」の《転写水》を以前から勧めていましたが、きちんと実行しないでいたのです。「指チャポをする」とは「指」の《転写治療水》の使用のこと】頭痛はほぼゼロに近くなってきた。今のところ。

〈2〉ぜん息の症状

幼児の頃から、肺炎と気管支炎をくり返し、ぜん息《そく》の症状が出るようになる。小学生の頃は、夜中発作が起こるとその度に近くの小児科で吸入してもらっていたが、中学一年生の終わりに、激しい発作が起き、葛南病院の小児科の医師にアレルギー性のぜん息と診断され、ハウスダストやダニなどのアレルゲンのせいだと言われ、即入院。そのときは治るが家に帰るとまたたまにぜん息の発作が起こる【この表現から発作を繰り返していたと推測できます】。

その後、高校三年生のときに、頭痛の症状で受診した河野先生に、ぜん息も食べ物の除去で治ると言われ、そうすると、だいぶ発作がなくなってきたが、たまに発作が起こる。指チャポをする【「指」の《転写治療水》を使用する】ようになってほとんど、症状が出なくなってきた。

〈3〉狭心症の症状

大学五年の冬、最後の科目のテストと音楽活動が重なり、ストレスで心臓が動悸を起こしたり、痛くなったりする。河野先生に診てもらうと、アレルギーが原因と診断される【アレルギー性狭心症で、アメリカではKouni症候群と称されてもいます。普通の心電図では異常を認めないことが多く、アレルゲン不明とされ、ステロイド剤が有効です。163ページ参照】。食事療法で、改善してきたが、最近も、悪い【アレルギーなど《不適合》になっている】食べ物を食べたりすると、心臓が痛くなる。指チャポをする【「指」の《転写治療水》を使用する】ようになってからは、だいぶそのような症状はなくなってきたがたまには起こる。

〈4〉 精神疾患

18歳の予備校時代のいじめ、20歳の頃のバイト先での人間関係がうまくいかない事で、順天堂の精神科を受診。軽いうつと診断される。しかし、電車に乗ると、その車両に一人しかいないのに、悪口が聞こえてきたり、人ごみで周囲の目が異常に気になる等、当時（大学二、三年生時、21、22歳の頃）すでに統合失調症の症状が出始めていた。また、昼夜逆転の生活からくる、自律神経失調症もわずらっており、夜は不眠症で眠れなくなり、昼間は脱力感で何もする気がしないという状態だった。その症状は続き、大学卒業後、少し良くなったが、派遣のバイトを始め、二年ほど、県内の運送系の仕事をしていた時は、精神的にも肉体的にも安定していたが、交通費５００円の金銭トラブルが原因で都内の内装系の仕事をやり出してから、自分が急に有名になりだして、悪いうわさを立てられているという妄想に悩まされるようになる。その状態が悪化し、幻聴に誘われるままに行動するようになってしまい、外出したまま、幻聴の言うままに、都内を動きまわったりするようになってしまう。ただ、日帰りで帰ってはきたが、今度は家の中で金縛りにかかったように身動きがとれなくなってしまう。見かねた母親と順天堂に行くが、通っても良くならず、八千代市内のメンタルクリニックに通院するようになり、弟と共にアレルギー療法もするようになり、現在も精神薬を服用していて、幻聴も完治はしていないが、指チャポをする**【「指」の《転写治療水》を使用する】**ようになり、だいぶ気にしなくなってきた。睡眠導入剤は、のまなくても寝られるようになってきた。

【この患者さんは以前に疲れたときに幻聴がひどくなると訴えたことがありました。そのときに疲れるといつも牛乳を飲みたくなり必ず飲んでいましたが、そのあとで幻聴がしてくるということでした。そこで牛乳をやめてもらうと、疲れても幻聴がひどくなることはなくなることを確認できたのでした。「指」の《転写治療水》の効果はもう少し長期の観察が必要と考えていますが、このあと3か月ほどが過ぎて、症状悪化の電話連絡が少なくなっています。また、内装の仕事で悪化したのは化学物質が原因と考えます。】

3　M・Hさん　1983年生まれの男性…統合失調症

〈1〉アレルギー療法をやる前

僕は、絵を描くのですが、高校の美術部で絵を描いていた一年間は、油絵の臭いと、日頃から食べていた、コンビニのお菓子や、カップラーメンなどがよくなかったせいか、絵を努力しても、変に気が焦り、自分を追い込み続ける日々が続きました。

眠らなければいけない時間は眠れず、努力が足らないせいだと思い、夜中でも絵を描いていた事があります。

そういう日々が続く中で、音楽が好きで趣味として聞いていたのに、身体の脱力感と不眠のせいで、精神が安定せず、落ち着いて音楽を気持ちよく感じ取れなかった覚えがあります。

その後、段々、家の外や学校の校庭、教室から聞こえる声が、自分に対する悪口に聞こえてきました。今も中々そういう気持ちは無くなりませんが、アレルギー療法ともう一人の先生の、精神医学療法のおかげで、かなり、善くなってきました。

学校で聞こえた自分の悪口は、かなり激しく、常に廊下を通り過ぎる人、教室、校庭から聞こえてきました。

外へ出ても、すれ違い様に言われている様な感じは今でも受けますが、当時は精神的体力が限界だった事と、アレルギー治療を受けていなかった為、今から思えば実際には言っていない声も聞こえた為、かなりきつかったです。ちなみに、実際に聞こえない声は食べ物と服にチャポ水【《転写治療水》をかける事で、かなり改善されました【《チャポ水》はアレルギーに対する治療として行っていたものです。食物に吹きかければ《食物アレルギー》に有効であり、衣類や紙おむつなどの《アレルギー》では、直接衣類や紙おむつに吹きかけると、その《アレルギー》の《有害作用》を抑制することになるのです】。

〈2〉アレルギー治療をして

最初に市川の神経科クリニック【市川市民診療所受診以前に受診していた精神科の診療所】でもらった薬が合わなく、息苦しくなったのを覚えています。

それで、河野先生のアレルギー療法を受けたのですが、それでも1～2年は、家の壁から声が聞こえてきました。

それが、段々家の外から聞こえる様になり、少し落ち着いてきたのですが、河野先生から、油絵が良くないと言われたのに、油絵をやっていました【油絵の具の臭《にお》いなどが「化学物質過敏症」の原因になります】。

美術の専門学校を卒業した後、自分の部屋で夜、眠れなかったので、河野先生に相談したら油絵のせいと言われ、部屋にある油絵と油絵の具を倉庫にしまったら、眠れるようになりました。

それで、今度はアクリルをやりだしたのですが、それも先生から良くないと言われ、就労支援B型で働きだしたときも、うまく寝起きができないことに気付き、アクリルを止めたら多少改善されました。その後、ワコウクリニックという精神科でエヴィリファイ【統合失調症、双極性障害の躁状態の治療薬の名前】をもらい、朝しっかり起きられるようになりました。

結果、アクリルや油絵はたまに描いたときもありましたが、体調が悪くなるとわかり、今は使っていません。

〈3〉チャポ水にした後、指をチャポした後

チャポ水をやる【《転写治療水》を使用する】前は、お米が悪いとうつが来て【お米は普通の白米、玄米、「ゆきひかり」米（白米）、《チン（電子レンジ処理）した》白米、それらのブレンド米などのどれかが適合していましたが、頻繁に適合したものが変化していた時期があったのです。《不適合》になっているのに気づかずに食べたときをこう表現したものと考えます。《米アレルギー》は特にうつを起こしやすいと感じていました】、「死んだほうがいい」と思うことがよくありました。そういう時は、お米を変えました。チャポ水をやってからは、お米を変えなくてもよい状態が続いています。今は一般就労で働いているおかげもあるとは思いますが、うつが来ません。

指チャポをしてからは【「指」の《転写治療水》を使い出してからは】お米を変えなくとも、今の時点では良く、指をやってから1年半ですが、やり方は変わりません。指をやる前は、食べ物をチャポ【《転写》して【食べ物の《転写治療水》を使うと体調が良くなるのですが、それ】から、1週間で体調が酷《ひど》く悪化しました【この現象で《転写治療水》の有効期間が1週間もないことがわかったのです】。尿チャポをしてから【「尿療法」は直接

自分の尿を飲むことによって多くの病気に効果があることが報告されています。しかしそのまま飲むことに抵抗がある方は、自分の尿で作った《転写水》でも、「尿療法」と同様な効果があることを伝えていたのです】それがある程度改善されましたが、頭もすっきりし、チャポ水がかなり悪くなりにくくなりました【《転写治療水》の効果が低下しても、尿の《転写水》の効果によって悪化しなくなったということだと解釈します】。

只、指と一緒に食べ物も週に一度はチャポした方が体調の良さは強い感じがします【この患者さんの経験を知って、《混合転写治療水》を基本にして使うのがいいと考えたのです。「指」の《転写治療水》を使っていても、どうしても《有害作用》を抑制できない食物が現れてくることがあるのですが、この現象が少なくなるとも思ったからです】。

〈4〉余談

殺人だけでなくセクハラなどもアレルギーが関係していると思われます。

僕の経験では、アレルギーが悪く、心が病的なときは、外でも妙に異性の体に興味を持ってしまいます。逆に、アレルギーの調子が良く、心が健康なときは、外ではそういう気持ちにならないことが多いです。

僕の性格だけでなく、アレルギーもかなり関わってきているのでは、と思います。

あと、河野先生の療法と同時に、精神を病んだ人はフロイト、アドラーなどの精神医学も良いかと思います。精神医学の観点から、僕を引き上げてくれた恩師は元中学校の先生だったので、教育論の観点からも僕を育ててくれたのですが、心を健康にするうえでそれらも良いと思います【この余談での指摘はいずれも重要なことだと考えますが、このような指摘をしてくれる患者さんの存在は私にとってもありがたいことと感じています】。

4　C・Mさん　1963年生まれの女性…不定愁訴にアレルギー性狭心症（Koumi 症候群）を併発

私は45歳頃から朝方、胸のつまり感や圧迫感、胸苦が起こり起床が困難になることがありました。それは、狭心症発作が数秒から数分間と言われているのとも違い、病状がずっと続きます。軽度の時は無理をして起床すると治まることがありますが、6～10時間続くことがありました。

この症状が起こる前に市の健康診断で房室ブロックI度【右心房《うしんぼう》の洞結節《どうけっせつ》で発生した心筋を動かす電気的刺激は、特殊な心筋を通って左右心室の境界部の上端中央にある房室結節《ぼうしつけっせつ》に伝わります。その伝導が障害された異常の最も軽度なもの】が分かり、市内の心臓専門医に年1回受診していました。前述の症状の時も、レントゲン、心エコー、ホルター心電図の検査を受けましたが異常が見つからず、肋間筋《ろっかんきん》の収縮によるものではないかという診断でした【アレルギー性狭心症は普通の心電図ではほとんど異常が認められないとされています】。

河野先生には以前から月1回、目めまいや強度の体のだるさ、湿疹《しっしん》等で受診していましたので、胸の症状についてはO－リングテスト【「オーリングテスト」】で食べ物と関係のあることが分かりました。そして心臓の（筋肉の）細い血管が収縮して起こるもので、冠《かん》攣縮性《れんしゅくせい》狭心症と診断されました【冠攣縮性狭心症は日本人に多く見られるとされていますが、冠動脈が収縮する原因は不明とされています。その原因の一つが《食物アレルギー》だということが証明されたと考えました。つまり、この方はアレルギー性の冠攣縮性狭心症（Kouni症候群）だと考えられました】。

48歳の時、3日間胸苦と胸の圧迫感が続き、遠方の河野先生に受診できず市内の【年に1回受診を続けていた】心臓専門医経由で数日後に【その先生が勤務する】大学病院にて心臓カテーテル検査を行いました。その結果、【ほとんどすべての冠動脈が収縮している】冠攣縮性狭心症であることが検査からも確定されました。【薬が処方されましたが、効果があまりなかったと言って、その後まもなく、市川の私の所を受診しました。そして「オーリングテスト」で有効と判定された薬がわかったので】薬は河野先生からシグマート【冠動脈拡張剤】、バイアスピリン【血流をよくする（血をサラサラにする）抗凝固剤】、発作時に備えてニトロール【冠動脈の拡張剤】、ポララミン【抗ヒスタミン剤】、プレドニゾロン【ステロイド剤】を処方していただきました。

その後もたびたび胸苦はあり、発作用の薬で回避していましたが、夜中に2回、車の運転中に1回、胸苦と息苦しさ、手のしびれなど強い発作が起き、救急車で救急病院へ行きました。しかし、検査をしても異常が見つからず、過呼吸発作と診断され点滴のみで帰されました。この3回の発作の原因も数日後O－リングテストで、食べ物【じゃがいも、トマト、米、苺、牛乳、きゅうり、なす、ワインなど】と化学物質【と衣類】であることがわかりました。

また、この症状が出る原因に薬もあることが分かりました。処方されている血液をサラサラにする薬を連続して服用しているうちに合わなくなった時です。O－リングテストによってバイアスピリン、バファリンを交互に処方していただきました【この二つの薬はともにアスピリンの低用量の製剤で、両者が同時に効くことはなく、使用を続けているうちに、服用中の製剤が無効になって、他方に替えると必ず有効になっているので、薬の交替を繰り返すことになります。ですからこの薬の場合は薬が原因になるというより無効になっていたのです】。また、他院で処方された薬（胃薬・痛み止めなど）でも胸苦が起こることが、O－リングテストにより分かりました。

現在（57歳）は先生が開発された《転写治療水》のおかげで、以前合わなかった食べ物もほとんどが食べられるようになりました。そして、この数年は胸の症状が軽く、大きな発作もなく日々を過ごしております。

【その後「指」の《転写治療水》の効果について問い合わせましたが、以前は起床時などに肘《ひじ》関節などが固まっていて、動かそうとすると痛みがつらいことがよくあったそうですが、それが見られなくなったことが一番はっきり感じるということでした。また、朝だけでなく夜にもう一度《混合転写治療水》の《転写》をし直すようにしたら、効力が増しているということでした。】

【当時「アレルギー性狭心症」でネット検索すると、アメリカではKouni Syndrome(症候群)と称されていて、原因はアレルギーとされていましたが、原因になっているアレルゲン物質は不明とされていました。しかも一般の狭心症の治療薬では十分な効果が得られないため、ステロイド剤で治療しているとありました。私は「オーリングテスト」で、多くの食物が原因になっているという判定結果を得て、主にその食物の除去を指示していました。しかし食物以外にも原因が見つかってきました。また、C・Mさんはたびたび胸痛などの症状で受診されましたが、心臓専門医での検査結果と同じで心電図では明確な所見は認められたことはなく、この患者さんの場合も常に「オーリングテスト」で、心臓の症状か、肋間《ろっかん》神経痛か、肋間筋の筋肉痛かを確かめて治療をするようになりました(「オーリングテスト」では、病態を区別して診断できるのです)。心臓発作の場合でも、冠拡張剤が有効なときや、それよりも抗ヒスタミン剤が有効なときもあり、どちらも効果不十分なときにはステロイドのプレドニゾロンを使用して、著効が確認できていました。それも多くの場合、5㎎の錠剤1錠で十分な効果を得ることができました。狭心症でも肋間神経痛でも肋間筋の痛みでも、抗ヒスタミン剤が有効なことがありましたが、その場合でも、時にはポララミン（クロルフェニラミンマレイン酸塩）が、時にはホモクロミン（ホモクロルシクリジン塩酸塩）が効くということでした。最近は《転写治療水》がアレルギー性狭心症にも肋間神経痛などにも効果があることが確認できていました。それは他の症状と同様に、原因物質が食物だけでなく、その他の環境物質との「複合作用」が原因でも有効だからだと考えていました。

なお、アレルギー性狭心症は決してまれではなく、小学生から壮年、高齢者まで年齢を問わずに見られ、心電図には異常が見られないことが非常に多いのですが、アレルギー性狭心症に、通常の冠動脈に器質的な狭窄《きょうさく》を起こした狭心症の併発を疑える例もあると考えてきました。その場合は心電図でも狭心症に特徴的な異常が認められ、運動負荷でも症状が誘発されることもあって、狭窄の軽い場合はその症状が原因とみなされた食物の除去で改善し、予防できることが認められたのです。アレルギー性狭心症だけの場合には、心臓カテーテル以外では臨床的な診断は通常困難で、診療所の医療では「オーリングテスト」が唯一の診断根拠となっていました。その判定で原因と判定された食物などの物質を除去すれば有効であることが、最も重要な診断根拠だと考えてきました。主な治療薬はバイアスピリンとバファリンでしたが、前述のようにこれらは両剤が同時に有効ということがなく、経過中に無効に変わってしまうことが問題で、「オーリングテスト」をしていない医師には困った問題になると思います。Kouniの論文の題名は「アレルギー性の狭心症と心筋《しんきん》梗塞《こうそく》」となっていましたから危険を感じていました。しかし、これまで心筋梗塞を起こした例を経験しないできたことは幸いでした。】

5　K・Iさん　1983年生まれの女性…アトピー性皮膚炎で受診の後、気管支喘息、潰瘍性大腸炎を併発

私は生まれつきのアレルギー体質で、重度のアトピー性皮膚炎の患者です。

アレルギー検査を受ければ、とんでもないIgEの値をたたき出し、食べ物もほぼ全てが陽性判定でした【このように多くの食物のアレルギー検査が陽性になる患者さんは極めてまれです】。「全て除去していたら餓死するよ」と医師から言われたこともありました。

ステロイドによる標準治療、体質改善、除去食、民間療法、と試せることは全て試してきましたが、その時々に少し改善してもすぐに悪化してしまうことの繰り返しでした。生理がきたら、思春期が終われば、大人になれば・・・と、願うも改善への期待はことごとく打ち砕かれてきました。

そして高校生になった頃には喘息《ぜんそく》も発症、こじらせて肺炎で入院したこともありました。

更に追い打ちをかけるように21歳のとき直腸型の潰瘍性《かいようせい》大腸炎も発症、家族のすすめも

あって大きな病院で検査しました。当時はステロイド治療が主流とのことで、私もステロイドの錠剤や座薬を使用する日々を過ごしました。

それらを1年近く使用し続け、アトピー性皮膚炎も、潰瘍性《かいようせい》大腸炎も以前より良くなりましたが、ステロイドを止めると、潰瘍性大腸炎は再燃、アトピー性皮膚炎に至っては爆発的に悪化してしまいました。

アトピー性皮膚炎におけるステロイド【を中止したとき】のリバウンドは想像を絶する恐ろしいものでした。

全身がジュクジュクとして常に猛烈なかゆみが襲い、夜は眠れず、明け方にうとうととして少しでも眠りにつくと、かき傷からの浸出液が乾燥で固まり、瞼《まぶた》がひらかない・・。全身ジュクジュクで、少しでも身体を動かすと痛みがつきまとい、常に頭がボーっとして日常生活もままならない、といったとても辛い状況でした。

ステロイド【中止】のリバウンドは過去にも経験したことがありましたが、この時ばかりは本当にこのまま死んでしまうのかと思うくらい辛かったのですが、同時に死ぬ気力すら湧《わ》いてこないような状況だったことを覚えています。

そして、自分ではどうしようもならなくなり、河野先生に助けを求めたのでした。

(子どもの頃から診て頂いていますが、市川市民診療所で快方に向かうとスキンケアや食事に気を遣いながら生活をしていました。が、私のアトピーの場合は一気に悪化する傾向があり他の病院ではお手上げの状態になってから受診することも多かったため、「こんなに状態が悪くなる前に来てよ」とよく言われておりました。こんな私を先生は、いつも優しく迎え入れてくださりました。）

瀕死の状態であったにも関わらず、わずか1〜2か月ほどで潰瘍性大腸炎の症状は跡形もなく消え、あんなに酷《ひど》かったアトピー性皮膚炎も日に日に良くなっていきました。その後も結婚、出産を経験し、娘も一緒に診ていただいておりますが、症状は安定した状態を保っています。

2019年6月に先生が病院をご引退されるとのお話を伺った時には、とても不安な気持ちでいっぱいでしたが、教えて頂いた「ちゃぽ水」**【《転写治療水》】**のおかげで、症状の波はあるものの安定した生活を過ごさせていただいています。

以前の「ちゃぽ水」は、効果の期間が短いようで気がつくと効力が消えてしまっていたり、そのたびに何度も作り直しが必要でした。

今回、新しくなった「新ちゃぽ水」**【「指」の《転写治療水》を混ぜた《混合転写治療水》のこと】**は毎日「ちゃぽ水」自体を転写し、その際、自分や家族の指もポリエチレンの袋にいれて転写するという方法に変わったのですが、手間も随分楽になりました。

効力が弱まることもないので、効果が切れてしまったのに気づかず使用していることもなくなり、体調も以前より安定していると感じています。

以前の「ちゃぽ水」では、合わない食べ物（私の場合、例えば白米など）は「ちゃぽ水」を入れて炊いても頭皮に痒《かゆ》みが出ることもありましたが、今回の「新ちゃぽ水」は入れて炊くと痒《かゆ》みや他の症状もでることなく、以前のものより効果の高さを実感しました。

また、花粉による喉のイガイガも「新ちゃぽ水」のスプレーを噴射したものを吸い込むとそのイガイガがおさまったこともあります【スギ花粉症の場合はスギ花粉あるいはそのつぼみを「袋」に入れて、《転写水》を作り、《転写治療水》に混ぜておくと効力が増します】。

実際にはあまり食べることはないですが、チョコレートやインスタントラーメンなども「新ちゃぽ水」の方でオーリングテストを試してみましたが、力が抜けることはなく、その効力に驚きました（旧ちゃぽ水では力が抜けてしまっていたため）【毎日《転写》のし直しをしていれば効力が回復することがわかったのです】。

母も長年喘息《ぜんそく》で苦しんできましたが、「ちゃぽ水」を使用してからは調子が良くなりました。

潰瘍性《かいようせい》大腸炎は一般的に寛解《かんかい》と再燃を繰り返す病気だと言われていますが、先生のもとで治療を始めてからは一度も再燃しておりません。

内視鏡検査も何回か受けていますが、いつも異常なしの結果です【内視鏡検査は前医でされたものを資料としていただいていましたが、私自身はその手技を会得していないので行ってはいませんでした】。

先生のご引退後も「ちゃぽ水」【《転写治療水》】を続けているおかげだと思っています。

6　N・Iさん　1953年生まれの女性…腰痛（椎間板ヘルニア）、掌蹠膿疱症、手指の関節炎、狭心症を続発

32歳の時【思い当たる原因もなく腰痛が始まって】、整形外科で腰の椎間板《ついかんばん》ヘルニアと診断されましたが、あまりの激痛に通院できず、近所の接骨院の先生に往診していただいて、【立っていても横になっても激痛があるので、立ったままで】湿布を貼《は》って【さすって】もらう治療で、その時は10日程で治りました。

【その後は再発もなく経過していましたが】47歳の時【手掌《しゅしょう》（手のひら）と足裏に黄色い発疹が多数できて】大学病院で掌蹠膿疱症《しょうせきのうほうしょう》と診断され、【病院でも初めてというひどさだといわれ、写真に撮られ、赤外（？）線照射で治療されました。正常な歩行ができないうえに、仕事でカウンターの潜《くぐ》り戸を何回も往復していたのが原因と思いますが、腰に無理がかかり】同時に腰の椎間板ヘルニアの再発を起こしてしまい、12年間も続く激痛に苦しみました。

又、その間、帯状疱疹《たいじょうほうしん》、頭皮に膿疱《のうほう》ができ膿疱と共に髪が3分の1程抜けました。その後【48歳で市川市民診療所を受診し】Oリングテスト【「オーリングテスト」】による【診断で原因食物が明らかになり】除去食治療、チャポ水投薬【転写治療水の使用】により、上記の症状及び痛みは完治しました【しかし、その後も主に手指の関節炎の痛みは頑固に続

いて、指が紡錘状《ぼうすい》に腫《は》れ、手を握ることも、物をつまむこともできない状態が続いていました】。

現在は手指の関節の腫れ、変形による痛みに悩まされています。又狭心症と診断されており、歩行時の胸の苦しさと左肩甲骨《けんこうこつ》の痛みが続いています【左肩甲骨の痛みは激痛で、歩行時に胸の苦しさがあるということで、狭心症と考えられ、心筋梗塞《しんきんこうそく》を起こす危険があったと考えますが、その後のかかりつけになった医師の治療に反応していないことからは、4のC・Mさんと同じアレルギー性狭心症の可能性を考えていました】。先日【2021年の1月の末頃に連絡をしました】指チャポ水【「指」の《転写治療水》を知り、左肩甲骨の強い痛みに3日間苦しんでおりましたので、【それを自分で作って、】早速、夜、白湯に入れて飲んだところ、朝には全く痛みが消え、2か月経った今も左肩甲骨の痛みはありません。けれど、歩いたときの胸の苦しさは軽くはなりましたが、今も続いています【しかしその後心電図検査では異常なしとされたということでした】。

日本茶+指チャポ水、コーヒー+指チャポ水、トマト+指チャポ水で、胃が痛むことがなくなりましたが、以前の症状の誘発の記憶が強く、怖いのであまり口にすることができずにいます。それでも指の痛みは残っていて、関節が曲がりにくく、手を握る、指で物を持つことは痛むのでほとんどできず、レジ袋などは腕に掛けて持つようにしています【確認すると、指のひどい痛みは米で起こっていました。この現象は、この患者さんにかつて見られたひどい掌蹠膿疱症《しょうせきのうほうしょう》の原因が、多くの場合、米であったことから納得のいくものです。また以上のように《転写治療水》の米の《有害作用》に対する効果が弱いことが気になって再確認したところ、この患者さんは「指」だけの《転写治療水》を使っていて、食物その他の物質の《転写水》を混ぜていなかったことがわかり、「指」の《転写治療水》だけの効果が、この患者さんの場合、痛みの部位によって異なることも確かめられました】。

【48歳のときに市民診療所をはじめて受診し、腰のレントゲン検査で側弯症《そくわんしょう》も見つかり、脊椎《せきつい》全体の変形性脊椎症がひどく、とても痛みが消失するとは思えなかったことを記憶しています。また「オーリングテスト」では次々と多くの食物の《アレルギー》が見つかり、除去食で改善してもすぐ再燃を繰り返しました。しかし、本人もどの食物が特に悪いかがわかるようになって、また、歯科金属が腰痛の原因の一つであることが判明して、歯科で金属を替えてもらい、《チャポ水》の改良もあって、12年後に腰痛が消失したのです。

この患者さんからは手記をいただいたのですが、診てきた経験からは不足を感じましたから電話で聞き取りをしたうえに、メモの追加をもらいましたので、それらを資料にして、筆者が書き加えていることをご了承ください。】

●以上の方々は一部を除き、基本的に患者さん自身の手記です。先述したように【 】は私が説明等を加えた部分です。これ以降は、私が患者さんから直接聞いた内容を、許可を得てまとめたものです。必要に応じて【 】を付けてさらに説明を加えました。

7　Y・Tさん　2005年生まれの男児…重症の自律神経失調症

出生時は特に異常はなく、5か月頃、おむつに血便が付着していたことがあって、近くのアレルギー科を標榜する小児科を受診して経過観察とされたが、その後血便はなかったそうです。1～2歳では食事中や食後にときどき腹痛を訴えていたが、すぐに治まっていたので、小児ではよくあることだから、様子を見るとされたそうです【乳幼児では血便、腹痛、下痢《げり》は《食物アレルギー》児にはよく見られるものです】。

3歳で保育園に入り、その頃右手親指が動きにくくなって、整形外科で「強剛拇指《きょうごうぼし》」と診断され、1年ほど塗り薬と電気治療を続け、途中で指の引っ掛かりが強くなったときに、別の整形外科を紹介されましたが、手術をするほどではないとされ、現在も指の症状は続いているとのことです【手の「強剛拇指」は乳児に見られるものですが、私はこの病気の患者さんを診たことはありません。6歳頃までに治ることがありますが、続くときは手術になるとのことです】。

4歳の頃からときどき腹痛や下痢、吐き気、嘔吐《おうと》が見られるようになり、同時に耳切れ（爛《ただ》れ）が現れてきました【「耳切れ」はアトピー性皮膚炎児によく見られるもので、原因の多くは《食物アレルギー》です】。またこの年に水疱瘡《みずぼうそう》にかかりました。5歳の春から腹痛、下痢、嘔吐が多くなり、小児科で胃腸炎の診断を受け、整腸剤と吐き気止めで様子を見ることになりました。夏になる頃、症状が強くなり、また、かけっこや鬼ごっこなどで走った後、ときどき吐くようになり、さらにこの年におたふく風邪にかかりました。食欲がなくなって痩《や》せてきましたが、その小児科受診を続けたそうです。

小学校に入学すると給食のあと、よく吐くようになり、少食になっていました。この頃に中学1年の兄が腹痛を起こすようになり、同時に起立性《きりつせい》調節障害になって、近くで受診したが良くならず、紹介されて【私の勤務する】市川市民診療所を受診することになりました。この兄も「オーリングテスト」で原因はすぐに《食物アレルギー》という診断になり、治療に《転写治療水》(《チャポ水》)を指示しましたが、弟のY・Tさんも一緒に来ていましたから、兄と同じ治療をすることになりました。そして腹痛、嘔吐《おうと》が軽くなったので、その後受診を続けることになり、給食をやめて弁当の持参となりました。そして9歳まではときどき腹痛、嘔吐、下痢《げり》がありましたが《転写治療水》の治療で小学校3年生の夏までは休まず登校できたそうです。

ところがその後、頭痛、腹痛が増え、ときどき学校を遅刻するようになり、翌年4年生の冬になると頭痛、腹痛、めまいで遅刻、欠席が増えてきて、学校から病院で検査を受けるようにいわれたそうです。県立病院小児科(アレルギー科)を受診して、「過敏性腸症候群」と診断され、紹介されて成田日赤病院で詳しい検査を受けることになりました。検査結果は特に異常はなく、「過敏性腸症候群」の診断は変わりませんでしたが、不登校の傾向もあるからと院内の精神科の受診を勧められました。しかし、心理テストの結果は特に異常はなしで、小児科で処方された薬は漢方薬の柴胡加竜骨牡蛎湯《さいこかりゅうこつぼれいとう》でした。6か月通院したそうですが変化はなく、本人の希望で通院をやめました。

その後の市民診療所での治療は、それまで行っていた、原因食物が頻回《ひんかい》に変わるたびに内容を変更しながら作り変えていた《転写治療水》(《チャポ水》)と整腸剤のビフィスゲン、ビタミンのビオチンとビタミンB6の内服で、満足できる効果ではありませんでしたが、一進一退を繰り返しました。11歳の春になると、腹痛は続いていましたが頭痛が軽減して、登校できる程度になりました。ところが夏になると右肩痛が現れ、右親指の引っ掛かりが強くなり、整形外科を受診すると、右肩のMRI検査で筋肉の断裂と診断され、安静と湿布治療となり、親指は手術が必要とされました。冬になるとまた頭痛が強くなり、前述の日赤でMRI検査を受け、異常なしでしたが、腹痛もさらに強くなって、遅刻、欠席が多くなり、また、風呂で足を湯に入れると痛むようになってきました。受診の間隔が4週間以上になることが多く、《転写治療水》の材料食物の変更が間に合わず、さらに、あとで気づいたことですが《転写治療水》の有効期間が短期だったことがわかり、作り直しても3日ほどで十分な効力はなくなっていたと思われ、効力不足があったことも問題だったと考えられました。

12歳、6年生になると、頭痛、腹痛に加えて立ち眩《くら》みが多くなり欠席が増えました。腹痛はだんだん強くなっていき、さらにシャワーでも足に痛みだけでなく《脱力》が起こるようになりました。トイレや歩行中にも《脱力》を起こすようになり、日赤病院でファブリー病【全身の細胞に糖脂質が蓄積する先天代謝異常症です。幼児期や学童期に鋭い手足の痛みがあったり、おしりや陰部に赤紫色の発疹が出たり、汗をかかない、頻回の腹痛や下痢《げり》といった症状がある、指定難病です】、間欠性《かんけつせい》ポルフィリン症【遺伝性の病気で、症状のないこともあります。症状があるとすれば、嘔吐《おうと》、腹痛または背中の痛み、腕や脚に力が入らず、精神症状などが見られる指定難病です】を疑われて検査されましたが、これらの病気は否定されたそうです。ここで《脱力》と称している状態は、突然意識がなくなったように力が抜けて、崩れるように倒れ込む、あるいはバタンと大きな音を立てて倒れる状態です。本人に声をかけると意識があることが多く、しかし体を動かせず、声も出せず、眼を閉じたままでいることが多かったということです。ただし倒れた瞬間の記憶がないことが多いということで、倒れた瞬間は失神していたと思われました。また、その後短時間で回復していましたが、長いときは30分～1時間、眠っているような、失神しているとも見えるような状態で、横臥《おうが》していることがあるということでした。体調が悪いので親指の手術は保留となっていますが、引っ掛かりは減ってきているそうです。ただ鳩胸になってきているということでしたが、その原因がこれまでの症状と結びつきませんでした。

2018年になっても《脱力》が頻繁に起こり、登校は無理な状態のまま中学生になって、日赤病院で起立テストを受けたところ、立ち上がると急激に血圧が低下して測定ができない状態になっていたということで、担当医が驚くほどのひどい起立性低血圧症【自律神経失調症の一つ】であることが明らかになりました。日常生活に影響が出るのが当然だったのです。しかし、起立性低血圧症の治療薬である昇圧剤のメトリジン錠もリズミック錠も効果はありませんでした。また、腹痛が1日中続いており（特に食後の1～2時間がひどくなる）、《脱力》も多くなっていて日に何回も起こすために脳波検査を受けましたが異常なしでした。頭痛にはカロナール（鎮痛解熱剤）もブルフェン（消炎鎮痛剤）も無効だったとのことでした。

この頃に診療所での受診が久しぶりにあり、いつもよりもゆっくりと診察室に入ってきて、椅子に腰かけて診察を始めると、話すのもつらそうにしていましたが、力が入らないかのように、そのまま診察机に突っ伏す状態になり、意識朦朧《もうろう》となってしまいました。あわてた様子で母親がすぐに肩を揺すり、叩きながら声をかけはじめました。このような状態は家にいても頻繁に起こしていて、声をかけ刺激をしないとそのまま失神してしまい、気がつくまでに時間がかかることになるということでした。このときはまもなく回復したので、立たせてみるとすぐに意識が低下して崩れるように椅子に座り込んでしまいました。このときにはじめてこの患児の《脱力》するときの実際の状態を見たのでした。

その後も時に受診があり、そのときに《脱力》を反復していたので、通学もできない状態を確認することになっていました【そしてこの年（2018年）の6月末から11月初めまで私が病休を取ることになり、復職した11月に先述のようにそれまでの《転写治療水》（《チャポ水》）を改良した新しい《転写治療水》が誕生したのです】。《転写治療水》をほぼ8か月間、患者さんの治療に使用して確かに効果が増したことを確認して退職することになりました。その後、先に述べたように《混合転写治療水》にたどり着いて、この患児をはじめ連絡の取れていた患者さんに試してもらうようにしてきました。そしてこの患児の《脱力》の回数も程度も軽減することが認められ、最近（２０２１年4月）は《脱力》（失神状態）を起こすことがなくなって、たまに立ち眩《くら》みを起こす程度にまで改善したことを確認することになったのです。

また改善したとはいえない状態で頑固に続いていた腹痛と下痢《げり》も、《転写治療水》だけでは効果が出ませんでしたが、症状が悪化したときの「食べた物、そのときに感じた臭《にお》い」などを記録して観察するようにしてもらったところ、２０２０年の11月に歯磨きが原因の一つであることが判明し、２０２１年3月に卵、肉の脂、お茶も原因になっていることがわかり、パンや麺類より米飯が好きだそうですが、米や前記の物を控えめにするほうが腹痛には良いことがわかり、腹痛もコントロールができるようになっています。同時に母親はコーヒーで耳鳴り、紅茶で頭のふらつき・くらくら感が誘発されることなどが確認されたということです。

こうしてこの患児は母親にも《食物アレルギー》があることが最近確認され、兄にも同様の傾向が観察されています。

【初診時の「オーリングテスト」で判定したとおり、多くの食物が「自律神経失調症」の原因になっていることは間違いないと考えます。多くの《食物アレルギー》の患者さんは「食物除去療法」で症状が改善、消失することは確かでしたが、《混合転写治療水》にたどり着くまでは、持続して効果のある治療はできませんでした。また40年も前（1980年代）でしょうか、アトピー性皮膚炎が「除去食療法」で治癒した途端に「自律神経失調症」になって、ひどいふらつき、めまいが出現した女性がいました。どう治療しても効果が現れなかったことが記憶に残っていますが、あのときに《混合転写治療水》ができていたらと思えてなりません。】

8　T・Tさん　1942年生まれの女性…脊柱管狭窄症

ごく近しい人で、脊柱管狭窄症《せきちゅうかんきょうさくしょう》の痛みに対して、近くの医院で処方されたリマプロストアルファデクス（末梢循環障害の治療薬）で治療をしていた女性の症例です。しばらくはそれで痛みが止まり、普通の生活ができていたそうですが、激痛が突然再発して歩行が困難になって困っていました。「オーリングテスト」により腰椎《ようつい》周辺の異常が原因だという判定になり、私の使用しはじめていた「指」の《転写治療水》でも有効だと判定されたのです。そこで早速本人の「指」で《転写治療水》を作り、「テスト」すると、もちろん有効の判定でしたから、その日からそれを食べる物、飲む物すべてに吹きかけ、添加するようにすれば良くなると思い試してみてくれるようにお願いしました。《転写治療水》の作り方からいっても、これまでの経験からも、副作用などの心配はなかったからです。

3日後には痛みが軽減し、約1週間後にはほぼ普通に歩けるようになっていました。以来1年以上になりますが、痛みは再発せず、順調に経過しています。私はかつて医師会の勉強会で大学病院の整形外科の専門医による、脊柱管狭窄症の講義を受けたことがあり、リマプロストアルファデクスが無効になったら、後は手術が必要だと教えられていました。しかしこの人は今のところ、「指」の《転写治療水》で再発せずに経過しているので、その効果に驚いている次第です。

以上8人の患者さんは、どなたも「オーリングテスト」で原因を判定し、かつてであればその原因とされた食物の除去で治療していたはずでした。しかし、その「除去食療法」以上に効果があるはずと想定した《転写治療水》で、そのとおりに効果が見られ、その効力を確信できたと思っています。

おわりに

《食物アレルギー》が原因になっているにもかかわらず、原因不明とされたまま、慢性的な体調不良あるいは「慢性疾患」に長期間悩まされている人が非常に多いことは、今でもほとんど知られていません。慢性病の方でもこんなことを聞いたことはほとんどないと思います。私もそうでした。この《食物アレルギー》の全体像をまず1960年前後のアルバート・H・ローの論文とその後のテキストで知り、さらにセロン・G・ランドルフの提唱した「化学物質過敏症」、「臨床環境医学」を知ることになりました。医師になって4年目、小さな診療所での勤務医となってからそれらの考え方を基に、診療に取り組んできました。乳児から高齢者まで男女の別なく、原因不明の症状・病気を抱える多くの患者さんを診て、少しずつでしたが、その原因を食物その他の環境物質の中に見つけながら、試行錯誤の中で原因療法を続けることになりました。

そして約50年後、食物だけでなく、あらゆる環境物質が遺伝因子との「複合作用」によって、あらゆる病気の原因になっているということを認めないわけにはいかなくなり、それを前提にした治療方法を見つけなければアレルギー病をはじめとした慢性病の治療を完結することはできないし、患者さんに対して責任が果たせないと考えるようになったのです。その責任が果たせる見通しを持てたのは退職1年前でした。それは大学病院など病院勤務をしていてはあり得ない、いわば「町医者」だからこそ経験できたことだと考えると同時に、それを誇らしくも感じました。

過去にも《食物アレルギー》の主な症状について本を書いてきましたが、治療についてはしばしば行き詰まることがあり、大きな変更が必要になることが多かったので、自信を持って述べることができませんでした。今回、はじめてそれを実現できることになったのは、病気の原因を「食物」のレベルから「物質全体」のレベルでとらえることができたからです。これでこれまで診療にあたってきたすべての患者さんにその治療方法を報告できるとホッとしています。食物をはじめ、あらゆる物質が、いつになるかはわからなくても、繰り返し《有害作用》・病原性を持つことになると考えることになり、それをおさえ込む《転写治療水》についての「仮説」を思いつき、その「仮説」どおりの効果を持つ《転写治療水》を創り出せたのです。それは２０１８年のことでした。

まだそれから3年しか経っておらず、しかも2年前に退職して診療を離れているのですから、十分にその目的が現実になっていくかが気になってはいます。しかし、それ以上の気がかりがあります。

それは《食物アレルギー》に取り組んで以来、《食物が多くの病気の原因になっている》ことを、同僚の医師に話し、アレルギー学会で報告しても、ほとんどの医師が事実を見ようともせず、端から信じてくれなかったことです。それだけでなく、長く治療を続けてくれた患者さんの誰もが、初診の際「原因は食物です」と伝えても、それを信じてはくれませんでした。それでも、他に頼るものがなかったので、試してみてはじめて信じてくれたのでした。「最初はとても信じられなかったですよ、あたりまえじゃないですか」と全員がおっしゃいました。この経験から、本書をせっかく読んでもらえても、信じてもらえず、投げ出されることになるのではと思わずにはいられないのです。

それでも本書を書いたのは、この医学が多くの病気の原因を明らかにするだけでなく、原因となる物質が持つ《有害作用》をおさえて、病気を治し予防し、慢性病で苦しむ人の役に立てると信じたからです。しかも副作用は起きたことはなく、起こるはずもなく、経費もほとんどかからず、自己療法でできるのです。もう一つの理由は、この医学が《食物アレルギー》として始まったのは100年も前であるのに、いまだ広くは知られておらず、むしろ否定的に扱われていることに怒りさえ感じるからです。その事実が明らかに医学の発展を遅らせていると考えます。こんなに簡単にできることが、確かに慢性病を治す力を持っていることを、患者さん自身によって証明していただくことを願っています。

医師たちには自分の理想としている医学、医療というものがそれぞれにあり、患者さんの健康を取り戻したいという思いは誰にでもあると考えます。その一方で医療を続けるには、当然のことながら生業として成り立たなければならず、自分が理想と考える医療との矛盾に悩む人も少なくないと思います。医療による利潤追求は制限を受けながらも、結局、多くの医療産業はまず利潤を追求するもので、それが資本主義では当然のことだからです。

一方、病気を治したい、治してほしいと思う患者さんは、医療費がどのくらいかかるのかということが一番の気がかりになるのではないでしょうか。貧しい人ほどそうだと思います。医療は誰にとっても必要不可欠な、一生を通じて最も重要なもので、本来なら自己負担なしの公費で保障されるのが当然と考えられるものです。

私が医師免許を与えられたのは1968年です。そして戦後の貧しさの中で育ってきた者の一人ですから、その貧しさは鮮明に記憶に残っています。それだけでなく、私が実際に医師として働きだした地域も、まだ戦後の貧しさをそこここに残していて、自分の記憶と重なりました。しかも勤務を始めたのは、戦後日赤をレッドパージされた看護師が、その地域をわざわざ選んで、パートナーの元患者とともに建てた診療所であって、「いつでも、だれでも、どこでも、必要とされれば診療を断らず、しかも、最善の医療を目指しながら、患者の負担が大きくならないように」ということをモットーにしていました。診療所では手にあまるとき、先任の医師は、自分が勤め、研究もしていた大学病院に入院してもらい、最新の医療で手を尽くしていました。患者さんを治しきる努力を惜しまなかったのです。それは私より7年ほど上の医師で、大学に勤務しながら、非常勤で平日午前の診療の一部と、日曜、休日の午前の診療、深夜の往診にも駆けつけていました。私はこの先生に、10年近く医師の生き方の基本を教えられることにもなったのです。診療所のそのモットーは今も体に染み込んでいます。それが、《食物アレルギー》に取り組みながら患者さんの負担にならない治療法を考え続けることにつながり、その結果が今回の《混合転写治療水》に結実したのだと感じています。

現在の医学は病気の原因を究明するにも、治療方法を研究するにも、専門分化が進みすぎているといわれるほどの状況にあります。ほとんどの研究がミクロの研究になっているのだと思います。それは患者さんから離れた研究室での、顕微鏡でも見えないものを相手にした研究です。

経済学にはマクロとミクロの経済学があり、その両者が相まって経済全体のバランスの取れた分析も見通しもできているのだと考えます。本書に述べたことは毎日患者さんを問診し診察し、その接触の中でその病気の原因を探り、治療を積み上げて、患者さんとともに確認し合ってきた結果です。一般的にいえば臨床研究であり、このたとえでいえば、マクロ研究にあたるでしょう。しかしながら、研究だと意識して行ってきたものではありません。《食物アレルギー》を教えてくれた、この道の少数派といいながらもおそらく国内外で数十、数百に及ぶ奇特な先輩医師たちが積み上げてきた病気の「原因の診断」と「原因療法」の成果に頼りながら、結果として自分では画期的と思えるいくつかの新しいものを付け加えられたと感じています。これはその先人たちのマクロ的な医学の臨床研究の成果を引き継いできたから到達できた「研究」の成果だと今は思えるようになりました。

医師生活の最後にたどり着いたこの《混合転写治療水》の作用のメカニズムの詳細を解明するには、ミクロの研究が必要だと考えますが、それは臨床医としての経験しかない者には手の届かないもので、ミクロの医学研究者の手に委ねるしかないことです。

《食物アレルギー》、「化学物質過敏症」など、環境物質に広く病気の原因があることがずいぶん以前に明らかにされていて、多くの病気の「原因療法」に取り組んだ医師が現れたのは当然のことだったと考えます。しかしそれは少数の、原因にこだわる奇特な医師の特異な医学として扱われ、広くは受け入れられずに長い年月が過ぎました。

もしもこれらの医学が広く認められ、深く研究されていれば、可能性としてはがんなども現在ほど多くはならず、遺伝子に原因があるものも含めて、現代の難病もいくつかは予防され、根本的治療法の開発もなされていた可能性があったと思うのです。要するに、原因が明らかにされていれば、その根本的治療方法も予防方法も開発されていたのではないかと考えられるということです。

医療が本来の役割を果たす社会になるには変革が必要だと考えます。いかに利潤を多く出せるかではなく、いかに安全で有効で平等な医療をつくり出せるか、そして、何よりも有効な予防方法を生み出せるかが問われていると思います。そのためには何にも増して病気の原因を明らかにすることが重要であるはずです。

このようなことが実現できる新しい社会の仕組みをどのようにつくり出すか。コロナ後に問われることがほぼ確実になっていると多くの指摘がなされています。それは医療の平等はもちろんのこと、現在最も困難な状況に置かれている人々が、平和に安心して暮らせる社会に近づくものでなければならないでしょう。

最後に、これまで同病者でもあった多くの患者の皆さんから長年にわたる治療継続の中でいただいた、この上ないご協力に感謝申し上げます。この《(混合) 転写治療水》による治療方法は、皆さんとの共同作業の成果です。また「食物懇話会」その他でご指導いただいた故松村龍雄先生をはじめ先輩の方々、ともに学び合った諸先生方なしには手にできなかった成果です。改めて御礼申し上げます。

またお会いしたこともなく、テキストに学んだだけでこの上なくお世話になり、それなしには《転写治療水》に到達できることはなかった「バイ・ディジタルO－リングテスト」の創始者である大村恵昭先生、そしてアルバート・H・ローとセロン・G・ランドルフ両先生とその医学の後継者の方々に心からの感謝を申し上げます。

末筆になりましたが、編集担当の松井玉緒さんには、細かいところにまで助言をいただいことに御礼申し上げます。

２０２１年10月

河野　泉

- 大村恵昭『O - リングテスト　スーパーヘルスレッスン』主婦と生活社、2008
- 大村恵昭『O - リングテスト入門　長寿と若返りの生活革命』河出書房新社、2009
- 児玉浩憲『オームラ博士の挑戦　未来医療O - リングテスト』（「まえがき」大村恵昭）医道の日本社、1997
- 中村晋、飯倉洋治編『最新食物アレルギー』永井書店、2004
- 増田寿男『水の記憶が病気を治す!!——巨大な自己治癒力が生まれる「情報水」健康法』メタモル出版、1993
- 矢崎義男編『医の未来』岩波新書、2011
- Julie Wang Andrew H. Liu, "Food Allergy and Asthma", Curr Opin Allergy Clin Immunol, 11(3): 249, 2011
- 中井久夫『徴候・記憶・外傷』みすず書房、2004
- 三沢敬義「アレルギー性疾患に於ける食餌性アレルゲンの化学分析的研究」『アレルギー』1: 9、1952
- 島田彰夫『食と健康を地理からみる』農文協、1988
- William J.Rea, Chemical Sensitivity, CRC Press, Inc. Lewis Publishers, 1996
- ケン・アリベック『バイオハザード』山本光伸訳、二見書房、1999　Ken Alibek, Biohazard, Random House, 1999
- マーサ・クリスティ『尿療法バイブル』佐藤雅彦訳、論創社、2004
- スティーブン・R・ガンドリー『食のパラドックス——6週間でよみがえる食事法』白澤卓二訳、翔泳社、2018

- William G. Crook, The Yeast Connection: A Medical Breakthrough, Vintage, 1986
- Frederic Speer, Allergy of the Nervous System, CHARLES C THOMAS, 1970
- William H. Philpott and Dwight K. Kalita, Brain Allergy: The Psychonutrient Connection, Keats, 1980
- M・マンデル、L・W・スキャンロン『マンデル博士のアレルギー治療法』河野泉訳、桐書房、1989　Marshall Mandell and Lynne Waller Scanlon, Dr.Mandell's 5-Day Allergy Relief System, Harper & Row, 1979
- James C. Breneman, Basics of Food Allergy, CHARLES C THOMAS, 1984
- Jonathan Brostoff and Stephen J. Challacombe, Food Allergy and Intolerance, Bailliere Tindall, 1987
- 松村龍雄『食物アレルギーと病巣感染がひきおこす小児難病の治療と研究』中山書店、1992
- 満川元行『発育論から感作病論へ　私の研究軌跡・論文集』1992、非売品
- 満川元行『アトピーは食べ物アレルギーである』2002、非売品
- Albert H. Rowe, "Allergic Fatigue and Toxemia", Ann Allergy, 17: 9, 1959
- 川喜多愛郎『医学概論』真興交易医学出版部、1981
- スティーヴン・ロック、ダグラス・コリガン『内なる治癒力――こころと免疫をめぐる新しい医学』田中彰他訳・池見酉次郎監訳、創元社、1990　Steven Lock and Douglas Colligan, The Healer Within, Dutton, 1986
- 全日本民医連『広島・長崎の原爆被害とその後遺』国連事務総長への報告、1976
- 厚生労働科学研究班による『食物アレルギーの診療の手引き 2008』
- Albert H. Rowe and Albert Rowe Jr., Bronchial Asthma, CHARLES C THOMAS, 1963
- A.A.Sugarman et al., "A Study of Antibody Level in Alcoholic, Depressive and Schizophrenic Patients", Ann Allergy, 48: 166, 1982
- 角田和彦他『食物アナフィラキシー』農文協、1998
- 日本小児アレルギー学会『食物アレルギー診療ガイドライン』協和企画、2005
- 下條直樹、河野陽一「V型アレルギー――抗レセプター抗体の作用と産生機序」『日本臨床』607: 716、1990
- 松村龍雄『食べもので治す子どものアトピー』農文協、1988
- Herbert J. Rinkel, "The Management of Clinical Allergy", Arch Otolaryng, 76: 491, 1962
- 大村恵昭『図説　バイ・ディジタル O-リング テストの実習』医道の日本社、1986

【参考文献】

- セロン・G・ランドルフ、ラルフ・W・モス『ランドルフ博士の新しいアレルギー根絶法』河野泉・石川広己訳、桐書房、1994　Theron G. Randolph and Ralph W. Moss, An Alternative Approach to Allergies, Harper & Row, 1989
- B・ラマッツィーニ『働く人々の病気――労働医学の夜明け』松藤元訳、北海道大学図書刊行会、1980　Bernardino Ramazzini, De Morbis Artificum Diatriba, 1700　日本語訳は1933年のイタリア語版を底本としている。
- Lawrence D. Dickey ed, Clinical Ecology, CHARLES C THOMAS, 1976
- Francis Hare, Food Factor in Disease, Longmans, 1905
- Albert H. Rowe and Albert Rowe, Jr., FOOD ALLERGY, Its Manifestations and Control and the Elimination Diets – A Compendium, CHARLES C THOMAS, 1972
- O. M. Schloss, "A Case of Allergy to Common Foods", Amer J Dis Child, 3: 341, 1912
- O. M. Schloss & A. Anderson, "Allergy to Cow' s Milk in Infants with Severe Malnutrition", Proc Soc Exp Biol Med, 20: 5, 1922
- E. S. O'keefe, "Relation of Food to Infantile Eczema", Boston Med Surg J, 183: 569, 1920
- W. W. Duke, "Food Allergy as a Cause of Abdominal Pain", Arch Int Med, 28: 151, 1921
- W. R. Shannon, "Eczema in Breast-fed Infants as a Result of Sensitization to Foods in the Mother's Dietary", Amer J Dis Child, 23: 392, 1922
- Herbert J. Rinkel, "Food Allergy: II . The Technique and Clinical Application of Individual Food Tests", Ann Allergy, 2: 504, 1944
- Joseph B. Miller, Food Allergy: Provocative Testing and Injection Therapy, CHARLES C THOMAS, 1972
- Carleton H. Lee, "Provocative Testing and Treatment for Foods", Arch Otolaryng, 90: 113, 1969
- Herbert J. Rinkel, "The Diagnosis of Food Allergy", Arch Otolaryng, 79: 87, 1964
- ランドルフ『人間エコロジーと環境汚染病――公害医学序説』松村龍雄・富所隆三訳、農文協、1986　Theron G. Randolph, Human Ecology and Susceptibility to the Chemical Environment, CHARLES C THOMAS, 1962

【著者プロフィール】

河野　泉（こうの・いずみ）

1940年東京都生まれ。1967年千葉大学医学部卒業。国立千葉病院のインターンを経て、1968年4月に市川市民診療所入職、同時に国立千葉病院小児科にて1971年3月まで初期研修。1971年4月から1年間（週2回）国立小児病院アレルギー科研修、同年市川市民診療所にて一般内科とともにアレルギーの診療を開始。1984年市川市民診療所所長、2008年7月同診療所を定年退職、その後非常勤勤務となり、2019年7月退職。

【著書】
『食と人間形成』（共著、編者・新村洋史、青木書店、1983）
『アレルギーと食べもの』（共著、芽ばえ社、1984）
『臨床医の注射と処方』第3版（共著、医師薬出版）
『食物アレルギーの脅威』（桐書房、1992）
『原因不明の疾患とアレルギーの診療法 ——毎日の食べものが病気をつくる』（芽ばえ社、2012）

【監修】
『おかあさんがつくった アレルギーっ子のレシピ』
（食物アレルギーの子を持つ親の会料理スタッフ、ＮＨＫ出版、1996）

【訳書】
『マンデル博士のアレルギー治療法』（M・マンデル他著、桐書房、1989）
『ランドルフ博士の新しいアレルギー根絶法』
（共訳、セロン・G・ランドルフ他著、桐書房、1994）

編集● 松井玉緒
デザイン・DTP ●シマダチカコ

あきらめないで！慢性《治りにくい》の症状・病気

食物などあらゆる物質がもつ「有益作用」と自然治癒力で治す

2021 年 11 月 18 日　第 1 刷印刷
2021 年 11 月 18 日　第 1 刷発行

著　者●河野　泉
発行者●奥川　隆
発行所●子どもの未来社
〒 101-0052　東京都千代田区神田小川町 3-28-7-602
TEL：03-3830-0027　FAX：03-3830-0028
振替　00150-1-553485
E-mail：co-mirai@f8.dion.ne.jp
HP：http://comirai.shop12.makeshop.jp/

印刷・製本●モリモト印刷株式会社

©2021　Izumi Kono　Printed in Japan
ISBN978-4-86412-202-3　C2077

本書内容の無断複写はご遠慮ください。